1000000 粉丝忠实热捧

人气育儿专家 最新力作

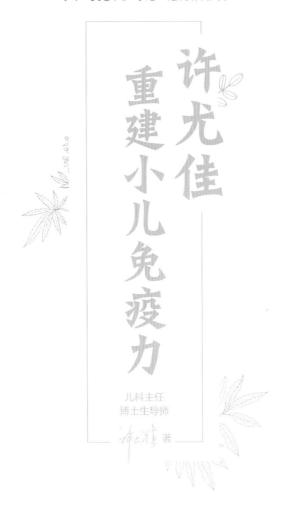

许尤佳

重建小儿免疫力

儿科主任
博士生导师

著

SPM 南方出版传媒

广东科技出版社 | 全国优秀出版社

· 广州 ·

图书在版编目（CIP）数据

许尤佳：重建小儿免疫力 / 许尤佳著 . — 广州：
广东科技出版社，2019.8（2023.7 重印）
（许尤佳育儿丛书）
ISBN 978-7-5359-7184-5

Ⅰ . ①许… Ⅱ . ①许… Ⅲ . ①儿科学－免疫学－基本
知识 Ⅳ . ① R720.3

中国版本图书馆 CIP 数据核字 (2019) 第 148188 号

许尤佳：重建小儿免疫力
Xuyoujia:Chongjian Xiao'er Mianyili

出 版 人：朱文清
策　　划：高　玲
特约编辑：黄　佳　林保翠
责任编辑：高　玲　方　敏
装帧设计：
摄影摄像：深圳·弘艺文化 HONGYI CULTURE
责任校对：陈　静
责任印制：彭海波
出版发行：广东科技出版社
　　　　　（广州市环市东路水荫路 11 号　邮政编码：510075）
销售热线：020-37607413
https：//www.gdstp.com.cn
E-mail：gdkjbw@nfcb.com.cn（编务室）
经　　销：广东新华发行集团股份有限公司
印　　刷：佛山市华禹彩印有限公司
　　　　　（佛山市南海区狮山镇罗村联和工业西二区三路1号之一　邮政编码：528225）
规　　格：889mm×1194mm　　1/24　印张6.5　字数150千
版　　次：2019 年 8 月第 1 版
　　　　　2023 年 7 月第 5 次印刷
定　　价：49.80 元

ABOUT THE AUTHOR
作者简介

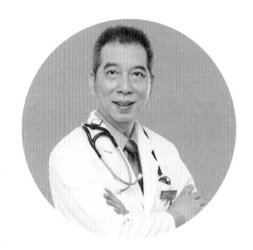

儿科主任／博士生导师 许尤佳

- 1000000 妈妈信任的儿科医生
- "中国年度健康总评榜"受欢迎的在线名医
- 微信、门户网站著名儿科专家
- 获"羊城好医生"称号
- 广州中医药大学教学名师
- 全国老中医药专家学术经验继承人
- 国家食品药品监督管理局新药评定专家
- 中国中医药学会儿科分会常务理事
- 广东省中医药学会儿科专业委员会主任委员
- 广州中医药大学第二临床医学院儿科教研室主任
- 中医儿科学教授、博士生导师
- 主任医师、广东省中医院儿科主任

许尤佳教授是广东省中医院儿科学科带头人，长期从事中医儿科及中西医儿科的临床医疗、教学、科研工作，尤其在小儿哮喘、儿科杂病、儿童保健等领域有深入研究和独到体会。特别是其"儿为虚寒体"的理论，在中医儿科界独树一帜，对岭南儿科学，甚至全国儿科学的发展起到了带动作用。近年来对"升气壮阳法"进行了深入的研究，并运用此法对小儿哮喘、鼻炎、湿疹、汗证、遗尿等疾病进行诊治，体现出中医学"异病同治"的特点与优势，疗效显著。

先后发表学术论文30多篇，主编《中医儿科疾病证治》《专科专病中医临床诊治丛书——儿科专病临床诊治》《中西医结合儿科学》七年制教材及《儿童保健与食疗》等，参编《现代疑难病的中医治疗》《中西医结合临床诊疗规范》等。主持国家"十五"科技攻关子课题3项，国家级重点专科专项课题1项，国家级名老中医研究工作室1项等，参与其他科研课题20多项。获中华中医药科技二等奖2次，"康莱特杯"著作优秀奖，广东省教育厅科技进步二等奖及广州中医药大学科技一等奖、二等奖。

长年活跃在面向大众的育儿科普第一线，为广州中医药大学第二临床医学院（广东省中医院）儿科教研室制作的在线开放课程《中医儿科学》的负责人及主讲人，多次受邀参加人民网在线直播，深受家长们的喜爱和信赖。

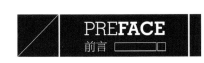

俗语说"医者父母心"，行医之人，必以父母待儿女之爱、之仁、之责任心，治其病，护其体。但说到底生病是一种生理或心理或两者兼而有之的异常状态，医生除了要有"医者仁心"之外，还要有精湛的技术和丰富的行医经验。而更难的是，要把这些专业的理论基础和大量的临证经验整理、分类、提取，让老百姓便捷地学习、运用，在日常生活中树立起自己健康的第一道防线。婴幼儿乃至童年是整个人生的奠基时期，防治疾病、强健体质尤为重要。

鉴于此，广东科技出版社和岭南名医、广东省中医院儿科主任、中医儿科学教授许尤佳，共同打造了这套"许尤佳育儿丛书"，包括《许尤佳：育儿课堂》《许尤佳：小儿过敏全防护》《许尤佳：小儿常见病调养》《许尤佳：重建小儿免疫力》《许尤佳：实用小儿推拿》《许尤佳：小儿春季保健食谱》《许尤佳：小儿夏季保健食谱》《许尤佳：小儿秋季保健食谱》《许尤佳：小儿冬季保健食谱》《许尤佳：小儿营养与辅食》全十册，是许尤佳医生将30余年行医经验倾囊相授的精心力作。

《育婴秘诀》中说："小儿无知，见物即爱，岂能节之？节之者，父母也。父母不知，纵其所欲，如甜腻粑饼、瓜果生冷之类，无不与之，任其无度，以致生疾。虽曰爱之，其实害之。"0~6岁的小孩，身体正在发育，心智却还没有成熟，不知道什么对自己好、什么对自己不好，这时父母的喂养和调护就尤为重要。小儿为"少阳"之体，也就是脏腑娇嫩，形气未充，阳气如初燃之烛，波动不稳，易受病邪入侵，病后亦易于耗损，是为"寒"；但小儿脏气清灵、易趋康复，病后只要合理顾护，也比成年人康复得快。随着年龄的增加，身体发育成熟，阳气就能稳固，"寒"是假的寒，故为"虚寒"。

在小儿的这种体质特点下，家长对孩子的顾护要以"治未病"为上，未病先防，既病防变，瘥后防复。脾胃为人体气血生化之源，濡染全身，正所谓"脾胃壮实，四肢安宁"，同时脾胃也是病生之源，"脾胃虚衰，诸邪遂生"。脾主运化，即所谓的"消化"，而小儿"脾常不足"，通过合理的喂养和饮食，能使其健壮而不易得病；染病了，脾胃健而正气存，升气祛邪，病可速愈。许尤佳医生常言：养护小儿，无外乎从衣、食、住、行、情（情志）、医（合理用药）六个方面入手，唯饮食最应注重。倒不是说病了不用去看医生，而是要注重日常生活诸方面，并因"质"制宜地进行饮食上的配合，就能让孩子少生病、少受苦、健康快乐地成长，这才是爸爸妈妈们最深切的愿望，也是医者真正的"父母心"所在。

本丛书即从小儿体质特点出发，介绍小儿常见病的发病机制和防治方法，从日常生活诸方面顾护小儿，对其深度调养，尤以对各种疗效食材、对症食疗方的解读和运用为精华，父母参照实施，就可以在育儿之路上游刃有余。

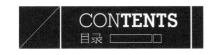

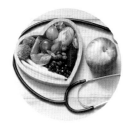

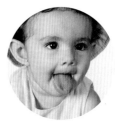

PART ① 增强免疫力，孩子才能少生病

PART ③ 重建孩子免疫力：消除积食助消化

总结

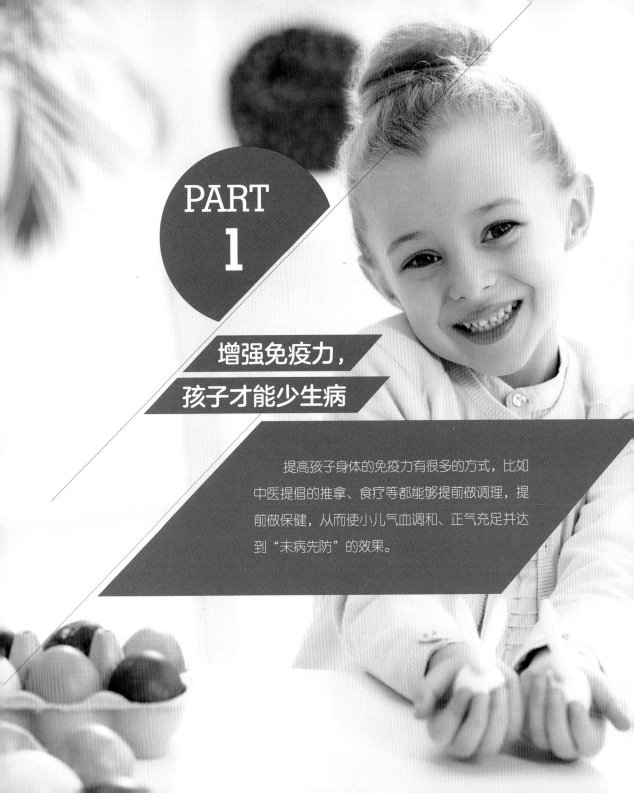

PART 1

增强免疫力，孩子才能少生病

提高孩子身体的免疫力有很多的方式，比如中医提倡的推拿、食疗等都能够提前做调理，提前做保健，从而使小儿气血调和、正气充足并达到"未病先防"的效果。

一、了解孩子的免疫力

1. 免疫力和免疫系统

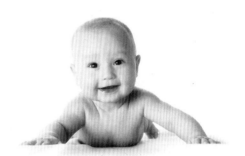

●免疫力

免疫力是什么？

免疫力其实就是人体的抗病能力，是机体抵抗外来侵袭、维护体内环境稳定性的能力，在西医范畴内被称为"免疫力"，在中医学中则被称为"正气"。《黄帝内经》中提到"正气存内，邪不可干"，强调的就是人体处于健康状态时，任何细菌、病毒都无法侵袭人体。

人体的免疫力一般可以分为先天性免疫和后天性免疫。先天性免疫即一生下来就具备的抗病能力，是孩子从父母身上遗传而来的；后天性免疫则是出生后在生活环境中慢慢形成的抗病能力。免疫力是依靠人体免疫系统发挥作用的，不合理的营养补给违背了免疫系统的正常运作流程，久而久之免疫系统就不能正常运作，机体的免疫力自然会下降。

●免疫系统

我们的免疫系统由什么构成？

免疫系统由免疫器官、免疫细胞和免疫活性分子组成。免疫系统具有识别和排除抗原性异物、与机体其他系统相互协调、共同维持机体内环境稳定和生理平衡的功能。

免疫系统的三大功能有哪些？

第一，防御功能，维持机体平衡；第二，维持稳定的功能，保持新陈代谢和谐平稳；第三，免疫和监督功能，去除异常细胞。

2. 如何判断免疫力的高低

有的家长会带孩子去医院进行细胞免疫、体液免疫等检查，以评估孩子的免疫力。其实除非患上明显免疫缺损疾病，人体免疫力的高低是难以具体量化的，医学上更多时候是根据人体在临床上的表现来判断其免疫力的高低，比如孩子的营养状况、整体气色等。

中医师临床看病讲究望闻问切，而望诊时发现患儿的气色不好，一般就能判断孩子的脾胃功能不佳，因为中医理论认为"脾主肌肉"，而"胃主受纳，脾主运化"，脾胃功能不佳又说明其营养吸收能力差，并且导致免疫功能低下，所以营养吸收状况是评估个体免疫力高低最直观的指标。

其次，疾病感染的频率或得病后的严重程度等都是衡量一个人免疫力高低的重要指标。

第三，那些容易感染到一般人不易感染的细菌或霉菌的人，或者是得了比较罕见的疾病，比如小儿败血症、小儿脑膜炎等严重疾病的患儿，也被认为是免疫力较低的群体。

3. 免疫力是越高越好吗

如果听说某个人常常生病，我们的第一反应多半是这个人的身体免疫力不高。确实，人体生病与免疫力有着密切的关系，免疫系统的功能紊乱会导致人体抵抗外邪的能力减弱，具体表现为消灭侵入到人体的致病微生物的能力下降，这样就很容易生病。但是我们不能片面地认为生病是免疫力不高导致的，因为免疫力过高也会致病。因此，我们可以理解为人体在免疫功能失衡的状态下容易生病。免疫功能的失衡包括两个方面，第一方面就是免疫力低下，第二方面是免疫力过高。

●免疫力低下

免疫力低下受到很多因素影响，比如生活环境、饮食习惯、睡眠质量、运动量与心理状况等，其中饮食起到决定性的作用，尤其是处于生长发育时期的孩子，家长总是一味追求增加营养的摄入但忽略了孩子本身能不能吸收的问题，这样盲目地吃只会增加人体的负担，长期不合理的营养摄入使得免疫力下降，让孩子身体强壮的目的就难以达到。这种情况在我们身边也是普遍存在的，因为生活水平的提高，更多家庭能给孩子提供充足的营养，但我们发现，现在的孩子与我们小时候相比身体更虚弱，也需要常常去医院，这很大程度上与家长过度的营养补给有关。

●免疫力过高

我们可以将免疫力过高理解为对身体外部物质反应过度的情况，而"过敏"是免疫力过高的一个常见表现，比如神经过敏、哮喘等。与免疫力低下相比，免疫力过高在临床治疗上更为棘手，因为人体摄入过敏物质有可能致命，而且几乎所有物质都可以成为过敏源，但人们往往容易忽视过敏或免疫力过高的危害。由此可见，身体免疫力并不是越高越好，身体内环境的平和、平稳才是机体健康的重要保证。

4. 四个极端的免疫系统问题

在临床上有四个极端的免疫系统问题应该引起家长关注，合理喂养能帮助孩子从小打好基础，强健的体质对远离癌症、过敏等免疫性疾病有积极的作用。

●自身免疫疾病

因免疫系统的辨识功能出现异常，导致自己攻击自己而产生自身免疫抗体，进一步造成体内伤害的产生，整体来说和免疫力的调控异常有关。

· 复发性口腔炎

· 类风湿性关节炎

· 系统性红斑性狼疮

● 免疫力不全

免疫力不全又可分为先天免疫疾病和后天免疫疾病两类。其中先天免疫疾病主要分为5类，这些先天免疫细胞的缺损，因在婴幼儿时期发病而被诊断出来。至于后天免疫力不全，最广为人知的即为艾滋病，艾滋病的病毒攻击T淋巴细胞，导致T淋巴细胞的功能受阻碍、体内免疫功能下降；另外，部分癌症病人进行化疗的副作用也会导致免疫系统受压抑。

先天（缺陷性）免疫疾病

· B淋巴细胞缺陷

· T淋巴细胞缺陷

· 合并B与T淋巴细胞缺陷

· 补体蛋白缺损

· 吞噬细胞缺损功能

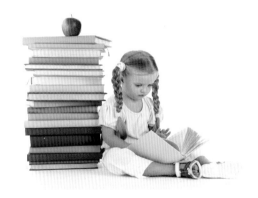

后天（获得性）免疫疾病

· 艾滋病

● 癌症

引发癌症的确切原因尚未明朗，但西医学认为这与免疫调控能力出现异常有关，中医学认为癌症的产生可能与机体阴阳失衡有关。

● 过敏

现今有过敏问题的小朋友与大人都不在少数，无预警的突然发作也容易给日常生活造成困扰。饮食喂养不合理导致脾土长期受损，遗传因素、情志受伤等都是过敏性疾病高发的原因。

● 过敏性疾病

· 过敏性哮喘

· 过敏性湿疹

· 过敏性咳嗽

· 过敏性眼结膜炎

· 过敏性紫癜

· 过敏性休克

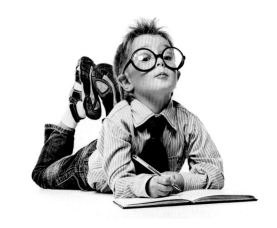

5. 儿童免疫力的特点

年龄	免疫力的特点
0～3岁	免疫器官组织尚未发育成熟，抵抗外来致病微生物能力弱
3岁以上	体内免疫血清抗体浓度接近成人
10岁左右	免疫系统的抵抗力和成人相当
16周岁	免疫系统基本完善

　　10岁之前，儿童的身体免疫能力较弱，尤其是0～3岁的孩子要特别注意养护脾胃，否则容易生病。有句俗话说"三岁定八十"，这用在孩子免疫能力上也是相当贴切的，3岁之前孩子的免疫系统并不成熟，用宋代医者的话就是"小儿五脏六腑，成而未全，全而未壮"。所以在喂养上要讲究，小孩子生出来就是虚寒的体质，这里说的寒是虚的，因为孩子阳气不足，所以喂养上正确的做法不是清热，而是补气、养肠、健脾，不能用阴的食材，而是要补充阳的东西，这样才能借助食材达到增强免疫力的功效。

6. 孩子免疫系统低下的表现

在医学上免疫系统低下可分为三个方面：生理性免疫低下、先天性免疫低下、后天继发性免疫低下。

●生理性免疫低下

症状表现：主要是容易感染上呼吸道疾病，如感冒等，而不是肺炎、脑膜炎、败血症等严重感染。经常是由于天气变化、生活环境改变等日常情况引起的，一般可自行痊愈。

是否需要治疗：属正常现象，通常不需要治疗。

治疗恢复关键：生理性免疫低下是小儿常见的现象，因此与成人相比，孩子更容易感冒。生理性免疫低下是每个人在成长过程中都必须经历的，属于正常现象，此时家长不必过度紧张、过度用药或干预，合理的作息、饮食、穿着能让孩子的免疫力慢慢提高。

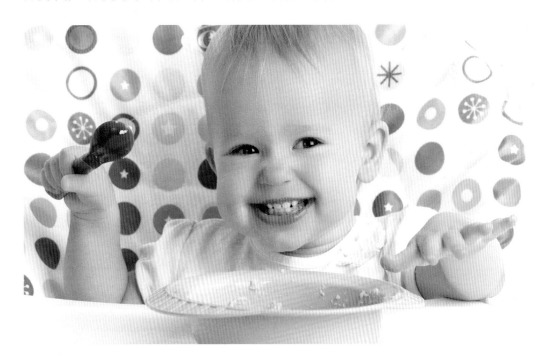

●先天性免疫低下

症状表现：孩子每次得病较重，且持续时间较长，比如感冒用药后还会演变成呼吸道炎症、心脏或大脑也有可能损伤；所患疾病可能是败血病、恶性肿瘤等；有家族遗传史等。

是否需要治疗：属于病态，需要积极应对与治疗。

治疗恢复关键：医学上也称为免疫缺陷，由于先天性免疫低下多由基因突变引起，因此具有遗传性。及时对症治疗可能影响到免疫系统的疾病，如先天性心脏病，当心脏畸形矫正后，孩子反复感染的情况就会明显改善。先天性免疫低下的治疗，需要根据病情采用不同的措施，一般治疗较困难，治疗也是长久的。

临床案例：如果属于早产、多胎、低体重的情况，孩子一般存在脾常不足、五脏六腑功能虚弱的症状，也可能出现不同程度的先天性免疫不足、免疫功能低下，此时家长要悉心呵护，找到适合自己孩子的饮食喂养方法，而不是随便增加营养，其他小孩一顿的分量在早产、多胎、低体重的小孩身上可能就需要分成两到三餐来喂养，让孩子慢慢吸收消化。

●后天继发性免疫低下

症状表现：孩子由于感染、药物、营养不良等，导致免疫力低下。换言之，由于生理性免疫阶段的养护不合理，就会逐步形成继发性免疫低下的情况。其导致的后果并不是轻微的拉肚子、呼吸道感染的问题，而是肺炎、气管炎，甚至是其他免疫缺陷疾病。

是否需要治疗：属于病态，需要治疗。

治疗恢复关键：及时清除可能损害免疫系统的病毒或细菌病灶；更改或停用引起免疫低下的药物；避免因营养不良影响孩子免疫系统的发育和成熟。去除这些不良因素后，宝宝的免疫功能便会逐步恢复。

二、孩子不生病的根本：扶助正气

1. 什么是中医讲的"正气"

中国最早的医学典籍《黄帝内经》中就有"正气"的相关论述，《素问·生气通天论》中记载"阴平阳秘，精神乃治，阴阳离决，精气乃绝"，还有《素问遗篇·刺法论》中的"正气存内，邪不可干"。所谓"正气"，指的是人体的机能活动与抗病、康复能力，所以中医的"正气"概念类似于西医中的"免疫力"。

《素问·评热病论》中云："邪之所凑，其气必虚。""正气"存在于人体脏腑、经络、气血中，它像一位巡逻兵，监督着机体各环节的运作，当身体出现异常的状况时，就会调配相应的组织来抵御外来侵略物质，从而起到干预、修复的作用。这与西医免疫系统的防御、维稳、免疫和监督三大功能也是一致的。

家长小笔记

"正气"的生理功能

· 抗病能力
· 抵御外邪
· 维持气血畅达
· 维持机体阴阳平衡，保证内在环境稳定性

2. 如何帮孩子扶升正气

自出生至成年，人体正气呈现上升趋势。

明代医学家万全在《育婴家秘》中指出"儿之初生日芽儿者，谓如草木之芽，受气初生，其气方盛，亦少阳之气方长而未已"，即孩子出生初期正气不足，但随着年龄的增长变得充盈，直至成年。此时身体方方面面也会有很大的变化，如体重、身长、动作、语言等方面，同时脏腑功能也在不断地完善成熟。

扶升正气，关键在顾护脾胃。

李东垣在《脾胃论·脾胃虚实传变论》中说："元气之充足，皆由脾胃之气无所伤，而后能滋养元气。若胃气之本弱，饮食自倍，则肠胃之气既伤，而元气亦不能充，而诸病之所由生也。"中医学临床诊治疾病十分重视脾胃，常把"顾护脾胃"作为重要的治疗原则。

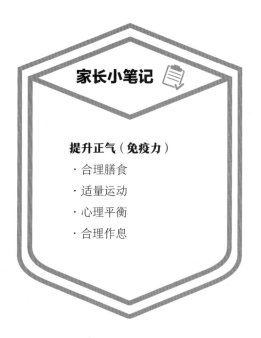

家长小笔记

提升正气（免疫力）
· 合理膳食
· 适量运动
· 心理平衡
· 合理作息

脾为后天之本，主运化水谷精微，为气血生化之源，小儿生长发育迅速，生长旺盛，对营养精微需求较成人多，但小儿脾胃薄弱，且不知饮食自节，稍有不慎即易损伤脾胃，引起运化功能失调，出现呕吐、积滞、泄泻、厌食等病证。如果长期饮食不当，脾胃便会受损，正气就会削弱，人就变得容易生病，所以合理调养脾胃相当重要。

3. 孩子免疫力低下的几大原因

有部分家长觉得自己的孩子比别人家的更容易生病，而且天气稍有变化这种情况就更明显，那究竟是什么导致孩子免疫力低下呢？

孩子免疫力低下主要有先天因素、后天因素两大类。

先天因素	遗传	家长自身有遗传病、免疫力不足或属于过敏体质
	特殊情况	大龄生育（男女均大于 30 岁）、双胞胎或多胞胎（胎儿营养吸收不均）
	孩子出生状况	不是足月顺产（35 周之前便生产）、病菌感染
后天因素	衣	多衣多寒
	食	偏食、挑食、饱食等
	住	居室空气不流通、床垫太软、枕头太高等
	行	吃完饭后跑跳等
	情志	情感打击等
	医疗	长期服用凉茶及不合理使用抗生素、抗病毒药物等

4. 家长这些育儿误区你有吗

●远离育儿四大误区，让孩子少生病

第一大误区：家长总是说自己的孩子容易"上火"。因为发现孩子经常有眼屎多、嘴唇红干、喉咙发炎、排便困难等症状，于是给孩子喝"下火"的凉茶或清热解毒的药物，但孩子"上火"的症状却越来越严重。

专业指导：中医强调"儿为虚寒"，而凉茶又是寒凉之物，孩子饮用后只会加重身体的虚寒，这样身体脏腑机能就变弱，气血更加难运行，病情只会越来越严重。

第二大误区：给孩子穿得太多。很多家长总怕孩子受凉，要求孩子多穿衣服。

专业指导：俗话说，多衣多寒。古代医家常讲，孩子"常需三分饥与寒"。如果孩子穿得太多，经常被捂得出汗，皮肤毛孔长期处于开放的状态，这时稍微受风一吹，被外邪侵袭，反而更容易染上风寒。因此，在身体健康、无病痛的前提下，3岁以下的孩子，日常穿着比成人多一件即可；3岁以上孩子的衣服数量基本上可以和成人一致。

第三大误区：频繁地给小宝宝换奶粉。无论是育儿经验缺乏而跟风草率更换奶粉，还是奶粉本身出现了质量问题而被迫更换，给一个仅几个月大的小宝宝频繁地换奶粉，会造成其脾胃损伤。

专业指导：如果奶粉的质量没有问题，就不要频繁给宝宝换奶粉。如果是小宝宝食用后拉的便便不太正常，比如拉奶瓣状的便便，那可能是小宝宝的脾胃功能较弱，不妨先调整喂奶的浓度、次数。每次水量不变，奶粉量稍微少一点，这样冲出来的奶粉就会稀一点，也比较容易吸收；次数也可以适当减少。

第四大误区：孩子的"吃"，是家长最关心的问题。很多家长觉得孩子吃得多才能长得高，吃得好才能长得好。孩子不爱吃饭，家长追着喂。许多家长每天不停地担心：孩子

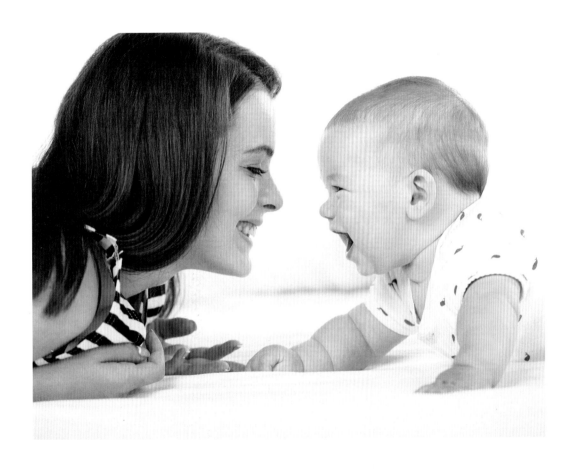

老是不吃，怕营养不够啊！所以不厌其烦地哄孩子吃饭、给孩子加餐，表面上看是爱他，但实际上就是害了他！

专业指导：其实现在的孩子很少有"营养不够"的情况，更多的是营养过剩，无法吸收，从而导致营养不良。所以才会出现家长说的给孩子多吃多补了却依旧瘦瘦小小的情况。如果遇到小孩子偶尔不想吃饭，就不要强迫他吃，一顿、两顿稍微少一点是没有问题的；如果小孩子很能吃，你就要控制，不能让他过饱。

育儿问答：
日常调护，家长必需掌握的育儿知识

孩子的健康离不开孩子、家长与社会三方面的共同努力。但孩子年纪尚小，很难进行自我管理，家长要善于学习、沟通、观察，掌握科学的育儿知识，为孩子的健康保驾护航。

🍎 问题一：孩子怎样穿着才合适？

夏天时在大街上看到一些家长自己穿短袖，孩子却还穿着带外套的两件；冬天则里三层外三层，把孩子包裹得严严实实。这是因为不少父母总担心孩子受寒，中医研究则认为"多衣多寒"，穿太多的衣服，将孩子当成温室的小草，他们就难以得到阳光的沐浴，阳光杀菌强身的功效就无法发挥。

"药王"孙思邈也曾用"凡天和暖无风之时，令母将儿于日中嬉戏，数见风日，则血凝气刚，肌肉牢密，堪耐风寒，不致疾病。若常藏在帏帐之中，重衣温暖，譬犹阴地之草木，不见风日，软脆不堪风寒也"强调孩子应该多接触大自然以提升体质。

另外，《素问·生气通天论》中提到"汗出见湿，乃生痤痱"，所以不能给孩子穿太多衣服，否则若大量出汗却没有及时处理，孩子就容易"闷伤"，紧接着就会长皮疹。尤其是由老人照护的孩子，一般穿得比较多，那是老人本身年老体弱需要多穿衣服，却忽视小孩的真正需求。

总的来说，在身体健康、无病痛的前提下，3岁以下的孩子，日常穿着比成人多一件即可；3岁以上的孩子日常穿着基本上可以和成人一致。

🍎 问题二：孩子怎样吃才合理？

"百病皆由脾胃衰而生也""四季脾旺不受邪"均是中医学中重要的脾胃调理理论，强调脾胃功能强的人抵抗力则强，不易生病。而饮食喂养出错则是脾胃衰弱的重要原因，与以前经济落后时的喂养方式不同，当下的喂养错误更多的是营养过剩，给孩子进补；也有家长老觉得孩子上火，经常熬煮凉茶，造成孩子体质寒凉；更不乏由于自身工作、饮食习惯等原因而没有让孩子按时进食，造成过饥或过饱的情况。

其次，《景岳全书·小儿则》提到"小儿饮食有任意偏好者，无不致病"，明代医家万全也说过"若要小儿安，三分饥与寒"，所以从中医的角度看，偏食、挑食、饱食，另外还有劝食、哄食、逼食、久食、临睡前进食等都是不可取的喂养方式。

🍎 问题三：孩子居室布置怎样才合理？

家长要清楚明白孩子不是成人的缩影，他们处于生长发育时期，体格尚未完善，适应能力还不能与成人相提并论，所以为了孩子的健康成长，在居室的布置上也应该多花心思。床垫太软、枕头太高或太低、房间空气不流通等情况都会影响孩子的睡眠质量，不利于孩子的身体发育。

在天气寒冷的时候，有的家长习惯让孩子睡在睡袋中，这种做法比较适用于小婴儿，因为他们会睡得比较安稳，但对年纪稍大的孩子其实并不适合，如果不能自如翻身那么睡眠质量自然就下降了。

天气闷热的时候自然需要使用空调或风扇，但有些家长抱怨家里夏天都不敢使用空调，怕孩子因受寒而生病。但事实上孩子因为天气炎热、天生好动等出汗而没有及时抹干，全身长了痱子的例子并不少见。中医中就有"汗出见湿""汗出当风"的见解，汗衣湿漉肌肤导致风邪入内不能散热毒后就容易患上皮肤病、感冒。所以适当使用空调或风扇是可以的，只要控制温度或风速，注意稍微打开门窗通风，而且出风口不要直对孩子的头面部吹即可。

🍎 问题四：孩子玩耍、出行要注意哪些方面？

现代年轻父母因为沉迷手机、电脑等而忽略照护孩子的事情时有发生，轻则让孩子自己玩耍，疯跳疯跑，重则出现安全事故，孩子被卡住、溺水等。

此外，不少家长喜欢带孩子外出运动、旅游等，出行安排及防护工作一定要到位。不是所有的小孩都适合游泳、跑步、泡温泉，要结合孩子的体质特点，也要考虑气候因素。不科学的身体锻炼，比如没有进食就大量运动，吃完饭就剧烈跑跳等就不能很好地达到强健体魄的目的。

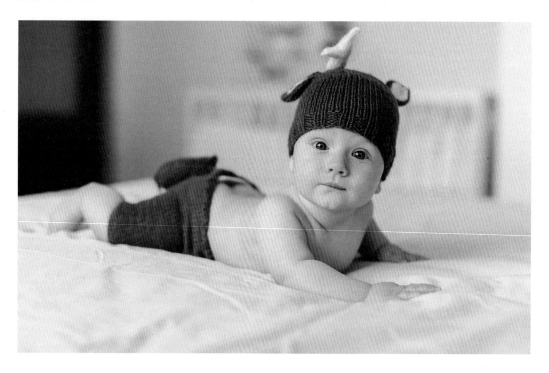

🍎 问题五：孩子情绪不佳也会影响免疫力吗？

孩子也有七情六欲，当其情志受损时就容易免疫力下降，此时会造成更为棘手的过敏性疾病，比如过敏性哮喘、过敏性咳嗽、过敏性鼻炎、过敏性湿疹等。情志受损最直接造成的疾病是精神方面的疾病，如癫痫、多发性抽动症、多动症、自闭症、抑郁症等。

🍎 问题六：医疗行为中有哪些需要特别注意的？

为什么孩子需要经常去医院呢，很多父母并没有从自己身上寻找原因：是不是自己疏忽大意，是不是自己不合理的喂药，是不是食疗不当，又或者是不是医生给孩子不合理用药（长时间用抗生素、抗病毒药物）伤了孩子身体？

此外，有些家长偏爱中医，使得小病被拖延；有些家长偏爱西医，孩子长期服用药性太强的药，影响了脾胃。其实中医、西医各有所长，又各有所短，日常诊疗可综合运用。

🍎 问题七：孩子生病，该如何看病才能好得快？

现在很多家长都很心急，早上带孩子看了一个医生，下午没好，晚上又找别的医生看急诊，一个病换了好多医生，带着孩子奔波在去各个医院的路上……其实，现在坐诊的医生都是受过专业医学教育的，都有相当的经验，都有能力看好病，所以，家长在选择医生的时候不必刻意选择主任，关键要看医生有没有耐心，能不能细心地倾听你的讲述。给医生多些理解，医生也会多些耐心，这样医患关系才会越来越好。

养育孩子是一门大学问，需要有责任感，需要花心思。日常可以多花时间全面学习孩子常见疾病的诱因、看护要点等知识，比如发热时退烧药的合理使用、中西医怎样合理配合才好等。这样当孩子出现不适时就不会手足无措，浪费金钱与时间。

5. 学会"治未病"，让孩子少受罪

中医"治未病"的三大核心内容包括未病先防、小病防变、病后调护（预防下次生病）。其中未病先防是放在首要位置的。

《素问·四气调神大论》中提到："是故圣人不治已病治未病，不治已乱治未乱，此之谓也。"另外，《灵枢·逆顺》也说："上工，刺其未生者也；其次，刺其未盛者也……上工治未病，不治已病，此之谓也。"所以医术高明的医生不是你在生病后帮你诊治的医生，而是在日常就提醒你注重调养体质、调理身体阴阳气血的平衡，从而增强抗病能力，掌握预防疾病主动权的医生。

根据多年的行医经验，家长带小孩子来看病，基本上离不开呼吸系统疾病和消化系统疾病两大类。其中呼吸系统疾病能占到80%，大多是咳嗽、喉咙发炎、气喘、发烧、气管炎、肺炎、哮喘等，而消化系统疾病就有食欲不振、呕吐、肚子痛、便秘、腹泻等。因此想要孩子少生病、不生病，预防工作就要做好。在中医理论中，很早就把"五脏"类比于"五行"，其中土和金分别代表五脏中的脾和肺，即消化系统和呼吸系统，并且有"脾土生肺金"的理论。换言之，消化系统是呼吸系统的父母，如果患上呼吸系统的相关疾病，则表明对消化系统的呵护不足，因此解决大多数身体毛病的关键在于脾胃的调理。

脾胃承担着运输物质、消化吸收能量并给其他脏器提供营养的工作，但孩子的脾胃功能还处在稚嫩的状态，因此家长要特别呵护孩子的脾胃。不同年龄段的孩子饮食自然不同，婴儿以母乳、米汤、米糊、稀烂的粥为主；年龄稍大的孩子饮食就可以跟成人相似，但质地还是要偏稀偏烂，而且要少吃多餐；1岁前不应在晚上睡觉前进食。此外，消食导滞是儿科治未病的首选方法，它能起到提升孩子免疫力、减轻孩子肠胃负担、恢复脾胃功能、提升孩子正气的作用。其中三星汤（详见第三章）就非常温和，适合任何年龄段的孩子，有助于调护好消化功能。

三、学会食疗，别让脾虚纠缠孩子

1. "药食同源"是食疗的理论依据

小儿服药难，但喂食不难，通过选择合适的食物或药材、配合科学的烹调技术、制作出可口的食疗方，同样可以起到保健和治病的目的，所以，食疗在儿科显得尤为重要。

《黄帝内经》中说道："天食人以五气，地食人以五味。五气入鼻，藏于心肺，上使五色修明，音声能彰；五味入口，藏于肠胃，以养五气，气和而生，津液相成，神乃自生。"其意就是说，天地大自然为人类提供了生命动力的来源，人们可以通过呼吸、饮食而获取它。由此可见，食疗寓意于日常生活的饮食之中是顺理成章的。

2. 孩子脾脏本虚，食疗关键在于调理脾脏

现在大多数孩子或轻或重都有脾虚的情况。有位家长前来咨询，说自己9个月大的孩子一便秘就会持续七八天；也有不少家长为孩子长湿疹而担忧，其实这些情况都与脾虚有关。

脾虚，可以简单理解为脾的能力跟不上。其主要表现在以下三个方面。

第一，最直接的表现就是消化吸收不好，经常积食，胃口差，吃了不消化，这个时候孩子的睡眠也就不会太好。

第二，肠道动力不足，小一点的宝宝就会出现肠胀气、肠绞痛，稍微大一点就会经常便秘。

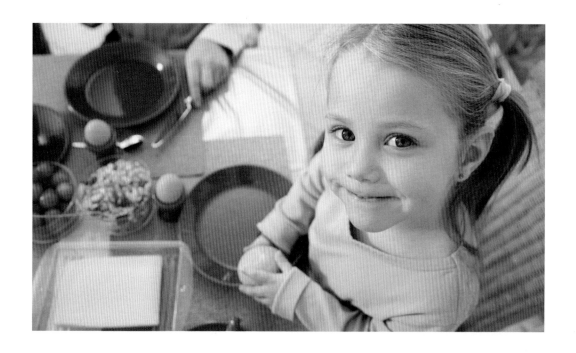

第三，脾虚的孩子，皮肤也会有各种各样的问题，比如湿疹、严重的痱子等，因为脾对水湿的运化能力不足，但是这些东西又需要地方发泄，那么最直接的就是皮肤。

脾是后天之本，也是气血生化之源。脾主运化，胃主受纳。我们吃进去的食物要依靠脾来消化吸收并将营养物质输送到五脏六腑。许多家长并不知道孩子的这些小毛病其实就是脾虚引起的，如果不能对症治疗，孩子的病就不能真正根除。日常只忙着给孩子增加很多营养素，加餐加点给孩子吃很多"好东西"，这些喂养方式都是不少家长觉得自己爱孩子的表现。但实际上，如果孩子消化吸收不了，这些都是没有任何意义的。更糟糕的是，如果孩子摄入的这些物质不能被脾运化，很可能还会带来反作用，进一步损伤脾的功能，孩子抵抗力就会越来越差。要想孩子体质棒、长得好，有意识地健脾是非常重要的。

3. 分清孩子体质再选用食疗方

中医讲究体质分型，并且强调根据不同的体质，日常饮食、调理用药都是不一样的。比如孩子表现为气虚质、阳虚质则适合服用健脾养胃食疗方，孩子出现中气不足所致的脱肛时也可以使用健脾养胃的食疗方，但如果是夹湿夹风或痰湿质、湿热质等的情况，此时使用健脾养胃的食疗方就不太合适了。如果此时家长不懂得辨识或没有对饮食做出及时调整，孩子的身体就只会越吃越差。

大多数食疗方宜在孩子消化好、没有生病的时候服用，以补益为主，采用温和的方式调理孩子本就虚弱的体质，以达到强身健体的目的。孩子一旦生病就不能只通过食疗调理，而应及时看医生，此时食疗只能作为药物以外的一种辅助手段，否则会加重孩子的肠胃负担。尤其是孩子出现气不摄血等病态情况时就不能简单依靠食疗来调理、控制。想让孩子少生病，家长就要多观察、多学习，掌握实用的育儿技巧。

· 许 医 生 经 验 谈 ·

· 阴虚质：麦冬、沙参、枸杞子、石斛，可取适当药材 5 ~ 10g，可煮汤水。

· 气郁质：白芍、芡实、干淮山、佛手，可取适当药材 5 ~ 10g，可煮中药汤剂。

· 湿热质：薏苡仁、白扁豆、土茯苓、鱼腥草、板蓝根、天花粉、绵茵陈、金银花，要在医生的指导下选用，可煮中药汤剂。

· 痰湿质：陈皮、法半夏、炒扁豆、炒薏苡仁、茯苓、芡实，要在医生的指导下选用，可煮中药汤剂。

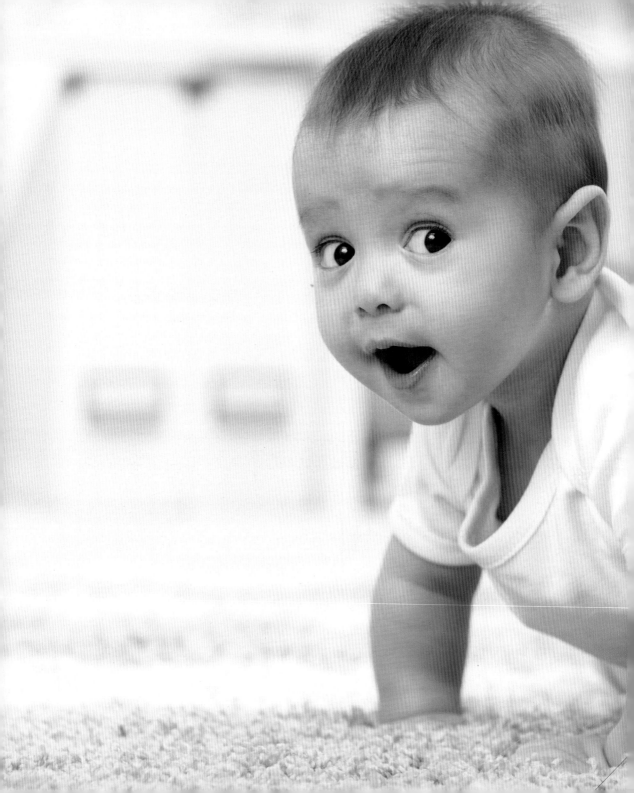

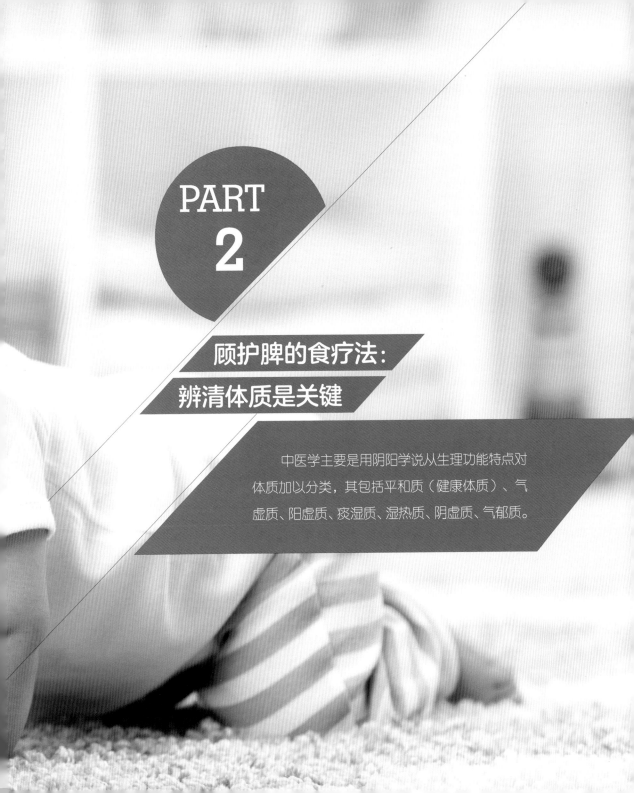

PART
2

顾护脾的食疗法：
辨清体质是关键

中医学主要是用阴阳学说从生理功能特点对体质加以分类，其包括平和质（健康体质）、气虚质、阳虚质、痰湿质、湿热质、阴虚质、气郁质。

一、儿童的体质特点

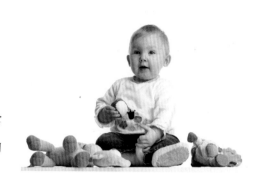

有些家长认为给孩子喂食就是将自己平常烹调的食物再弄细碎一点，但孩子不是成人的缩影，成人能吃、能用的东西未必适合孩子。如果不深入了解孩子的生理、病理特点和生长发育特点，就很容易出现安全问题，严重时甚至会威胁孩子的生命。

明代医家万全在《育婴秘诀》中明确指出："小儿无知，见物即爱，岂能节之？节之者，父母也。父母不知，纵其所欲，如甜腻粑饼、瓜果生冷之类，无不与之，任其无度，以致生疾。虽曰爱之，其实害之。"由此可见，孩子是懵懂无知的，要让孩子养成良好的习惯，家长就要注重引导和教育，学习规范的育儿知识，合理调护孩子的衣食住行、情志、医疗，这是家长的责任也是爱孩子的表现。

1. 究竟"儿为纯阳"还是"儿为虚寒"

清楚认识孩子的生理特点对于在孩子成长过程中应该采用哪些喂养措施有重要的指导作用，孩子不是成人的缩影，他们的五脏六腑"成而未全，全而未壮"，家长在照护中切勿违背孩子的生理特点，影响孩子的健康生长。

●什么是"纯阳之体""稚阴稚阳"

古代有两个关于小儿生理、病理特点的学说，即"纯阳之体"与"稚阴稚阳"。

"纯阳"学说：唐末宋初《颅囟经》中首次把小儿生理特点用"纯阳"来描述，指出"凡小儿三岁以下，呼为纯阳，元气未散"，是形容小儿"生机蓬勃，发育迅速"的特点。

"稚阴稚阳"学说：清代吴鞠通在代表作《温病条辨·解儿难》中概括出小儿体质特点为"稚阳未充，稚阴未长者也"。它所陈述的是小儿另一个生理特点——"脏腑娇嫩，形气未充"。

如果用孩子阳气很盛来解读"纯阳"学说是不正确的。中医认为，少儿体禀少阳，孩子的阳气是稚嫩的阳气，这与成人的阳气是有区别的，成人的阳气是壮阳，即成熟的阳气。我们可以将孩子看作是竹笋初生的状态，脆嫩、鲜美、香甜，但是只有给予合理的生长发育空间，经历风雨的洗礼与四季的变换，竹笋才能长成参天的竹子。

● **"纯阳之体"与"稚阴稚阳"之间的关系**

"稚阴稚阳"学说表述了小儿机体柔弱，阴、阳二气均较幼稚，形体和功能未臻完善的一面，而"纯阳"之说恰指生机蓬

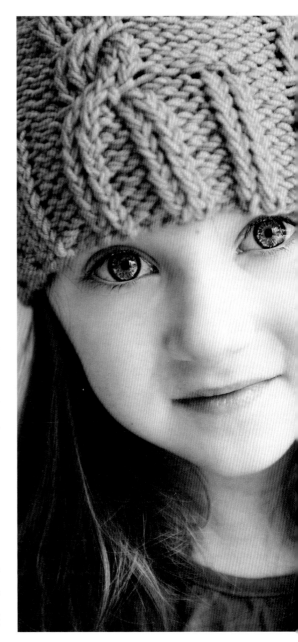

勃，发育迅速。由于稚阴稚阳，才需要迅速生长，由于生长旺盛，又使小儿形与气、阴与阳均显得相对不足，二者共同构成小儿生理特点的两个方面。在理论上，"稚阴稚阳"学说是"纯阳"学说的发展，它们都在阴阳学说范畴内，是从不同的角度反映小儿的生理特点，同时也为阐明小儿的病理特点、指导临床治疗提供重要的理论依据。

●关于小儿"虚寒体质"的认识

本书在"纯阳"和"稚阴稚阳"的基础上，提出"儿为虚寒"的观点，认为小儿无形之物——功能，如中医所说的肺气、脾气等（即"气"—"阳"）易受外界因素的影响而波动，而有形之物——骨骼等（即"形"—"阴"）则相对稳定，但无论阴和阳都是稚嫩的，处于萌芽的阶段，故小儿多为虚寒体质，而且年龄愈小，虚寒愈明显。

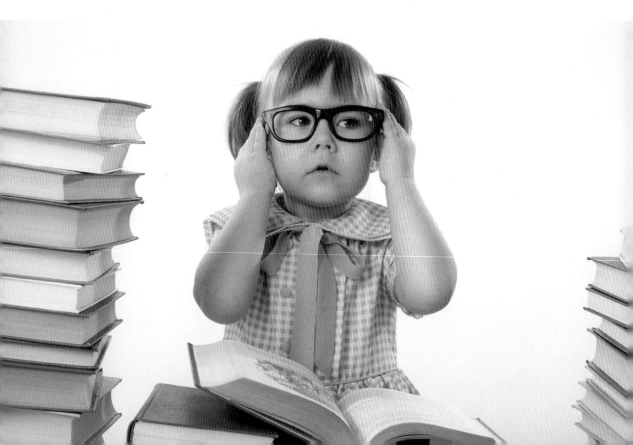

所谓"虚寒"就是指小儿体质之"寒"是由于出生以后阳气不足——功能未成熟，必须随年龄的逐渐增长而不断充盛和完善，是假的"寒"，所以，生活中应注意适时温阳益气，慎用寒凉清热、攻伐太猛之药或饮食。对儿童虚寒的理解，可以比喻为蜡烛初燃时，其火势不猛且极不稳定，易受外界因素的影响而波动，其波动常常表现为不足的波动。所以，小儿不能过度摄入营养、过用凉茶、随意吊针补液、过多使用抗炎药、过度穿着等，这些行为均会损耗阳气，表现为更加虚寒，严重影响小儿的生长发育和抗病能力。

2. 改善孩子体质要养护好后天之本：脾胃

人体的气血能量是由脾胃从食物转化而来的，由于小儿脏腑功能不成熟，再加上前面提到小孩体质虚寒的特点，所以，小孩子体内的阳气并不稳定。要想孩子健康成长，调养好脾胃十分重要。

在人体的五脏六腑之中，脾胃是最重要的，这是因为只有饮食水谷消化吸收得好，孩子才能发育得好。中医认为，脾胃是后天之本。成年人身体是否健康取决于脾胃的功能强弱，如果家长懂得在孩子还小的时候就将其脾胃调理好，这样将会为他日后健康的体魄打下坚实的基础。

俗话说，病在孩子，因在家长。很多父母不懂得喂养孩子，其实过量喂食会造成孩子脾胃负担加重，人为造成消化不良。元代著名儿科医家曾世荣在《活幼心书》中提出："四时欲得小儿安，常要三分饥与寒；但愿人皆依此法，自然诸病不相干。"尤其是现在，育儿往往是两代人一起养育第三代，因此，要全家上下统一观点与措施，不能溺爱孩子，任由其偏食、挑食或饮食不节制。走进育儿误区只会导致孩子脾胃损伤，要知道"内伤脾胃，百病由生"。

二、儿童六大体质鉴别

1. 气虚质：每个孩子都有的体质特点

由多年的临床诊治发现，孩子大多属于气虚质，而气虚的本质是虚寒。

常见表现	· 脸色不好，青黄 · 气候变化时易感冒 · 易积食、消化不良 · 容易出汗 · 偏食，挑食 · 大便先干后烂 · 舌淡红、舌体偏肥胖 · 脉沉、弱 · 善太息：气不足 · 指纹淡红，至风关、气关 · 声音较低，微弱（包括哭声）	
整体形体特点	· 肌肉不是很结实	
心理、精神特点	· 精神较佳但活动多则易疲劳，总需要家长抱，或者出行时走一下就走不动 · 适应能力较差，受气候、环境、饮食影响大	
常见病症	· 反复呼吸道感染 · 反复喉咙发炎 · 易积滞、消化不良	
常用食疗药材，具有益气健脾功效	· 太子参 · 白术 · 黄芪 · 党参	

* 药材黄芪、党参容易让孩子"上火热气"，从而助长孩子的"火气"，所以需在医生指导下用药

2. 阳虚质：反复腹痛、大便烂、怕冷、遗尿、喜热食等

阳虚质为气虚质的升化，儿科临床中遇到体质为阳虚的孩子并不多，该类型的孩子在适应饮食结构、气候、生活空间的变化时能力较差。阳虚质常见病症在治疗的过程中也较为棘手，因此家长更要细心呵护。

常见表现	· 面色㿠白、青白、无光泽 · 声音低弱（包括哭闹时） · 易出汗 · 怕冷（在空调、风扇下吹一下就觉得冷） · 手脚在水中浸泡很短时间就呈现皱巴巴的状态 · 喜热饮、热食 · 大便烂，往往含有很多未消化的食物残渣 · 小便频繁 · 舌头颜色偏淡、形态较胖、有齿印 · 脉象沉、迟、弱 · 指纹淡红，推而不畅，气血虚滞 · 畏寒，穿衣较多
整体形体特点	· 体形为虚胖
心理、精神特点	· 喜静不喜动 · 给人懒洋洋的感觉
常见病症	· 长期反复发作的腹痛　　· 肠系膜淋巴结炎　　· 浅表性胃炎 · 胃肠功能紊乱　　　　　· 遗尿（有部分孩子超过 5 岁还有遗尿现象） · 复发性口腔炎
常用食疗药材，具有温阳补肾功效	· 核桃　　　　　　· 锁阳 · 巴戟天　　　　　· 补骨脂 · 菟丝子　　　　　· 肉桂 · 附子（熟附子）　· 紫河车

*孩子用药需在医生指导下使用

3. 痰湿质：鼻炎、腺样体肥大、老咳嗽、易懒、虚胖等

孩子表现出痰湿质，说明其阳气不足，日常生活中的适应能力较差，尤其在寒冷、梅雨季节等天气多变的时节，或在空调房中的自我适应能力不是特别好，此时家长要更加细心照护。

常见表现	· 脸色青黄，缺少血色 · 胸闷、有痰咳不出 · 气短懒言，一跑跳就容易累 · 易出汗、汗黏 · 喜食肥甘厚腻 · 口水黏腻 · 舌淡、胖、舌苔厚 · 脉滑、缓、无力 · 指纹沉滞、显于气关 · 大便稀溏，但臭味不明显		
整体形体特点	· 虚胖，皮下脂肪较厚	· 肌肉松软	
心理、精神特点	· 易疲倦困乏 · 对外界适应能力差	· 好静懒动，少气懒言	
常见病症	· 顽固性咳嗽 · 鼻渊：鼻塞流涕 · 肚子痛	· 顽痰 · 腺样体肥大	· 哮喘反复发作 · 过敏性鼻炎
痰湿质调理重点	· 扶正 · 运脾	· 益气 · 祛湿	· 健脾 · 化痰
常用食疗药材	· 陈皮 · 茯苓 · 芡实		

* 孩子用药需在医生指导下使用

4. 湿热质：湿疹、黄疸、便溏、睡不安、脾气大等

　　湿热质由气虚质演变而来，因为气虚会影响孩子的抗病能力和肠胃的消化能力，长期积食困阻便使痰湿入里化热。在儿科临床中，体质为湿热的孩子也不少，他们所得的疾病较难治疗，用药较难把控，不能用过寒过温的药材，大补阴虚的药材更不行。

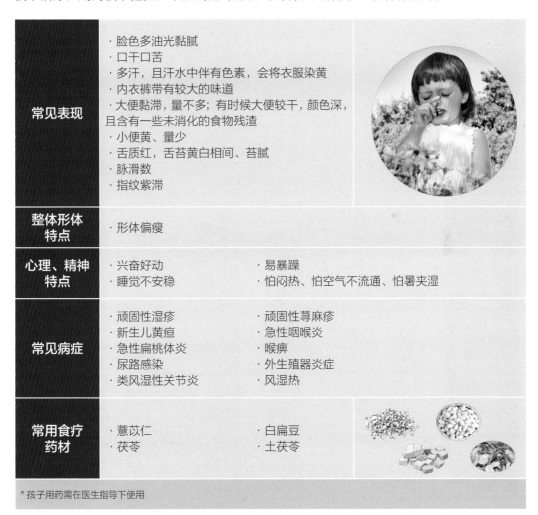

常见表现	· 脸色多油光黏腻 · 口干口苦 · 多汗，且汗水中伴有色素，会将衣服染黄 · 内衣裤带有较大的味道 · 大便黏滞，量不多；有时候大便较干，颜色深，且含有一些未消化的食物残渣 · 小便黄、量少 · 舌质红，舌苔黄白相间、苔腻 · 脉滑数 · 指纹紫滞	
整体形体特点	· 形体偏瘦	
心理、精神特点	· 兴奋好动 · 睡觉不安稳	· 易暴躁 · 怕闷热、怕空气不流通、怕暑夹湿
常见病症	· 顽固性湿疹 · 新生儿黄疸 · 急性扁桃体炎 · 尿路感染 · 类风湿性关节炎	· 顽固性荨麻疹 · 急性咽喉炎 · 喉痹 · 外生殖器炎症 · 风湿热
常用食疗药材	· 薏苡仁 · 茯苓	· 白扁豆 · 土茯苓

* 孩子用药需在医生指导下使用

5. 阴虚质：盗汗、手足心热、易积食、便秘等

临床诊疗中体质为阴虚的孩子并不多，其由气虚质演变而来，是气阴两虚的情况，该类型的孩子对睡眠环境、衣服穿着要求较高，日常照护难度较大，临床用药难度也大。

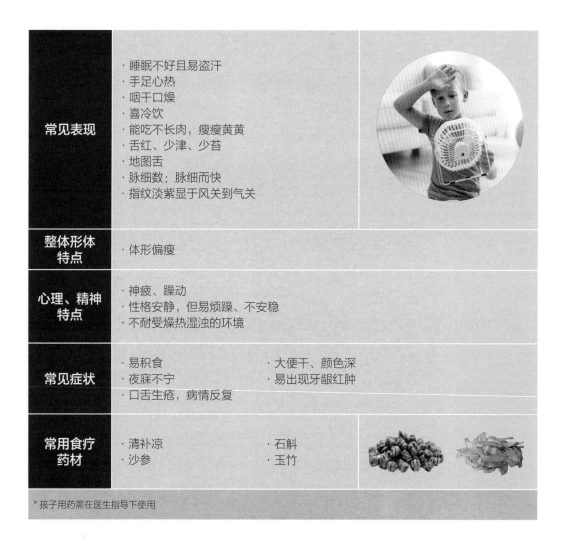

常见表现	·睡眠不好且易盗汗 ·手足心热 ·咽干口燥 ·喜冷饮 ·能吃不长肉，瘦瘦黄黄 ·舌红、少津、少苔 ·地图舌 ·脉细数：脉细而快 ·指纹淡紫显于风关到气关
整体形体特点	·体形偏瘦
心理、精神特点	·神疲、躁动 ·性格安静，但易烦躁、不安稳 ·不耐受燥热湿浊的环境
常见症状	·易积食　　　　　·大便干、颜色深 ·夜寐不宁　　　　·易出现牙龈红肿 ·口舌生疮，病情反复
常用食疗药材	·清补凉　　　　　·石斛 ·沙参　　　　　　·玉竹

*孩子用药需在医生指导下使用

6. 气郁质：癫痫、多动、抽动、沉闷、暴躁等

气郁质也由气虚质演变而来，先天肾气不足与后天的脾胃运化失常都会导致肝木亢盛、肝气郁滞，该性质特点的孩子对精神刺激的适应能力差，对声音嘈杂与空气不流通等情况较为敏感，如果不及时调理，长大后就容易受抑郁症的困扰。

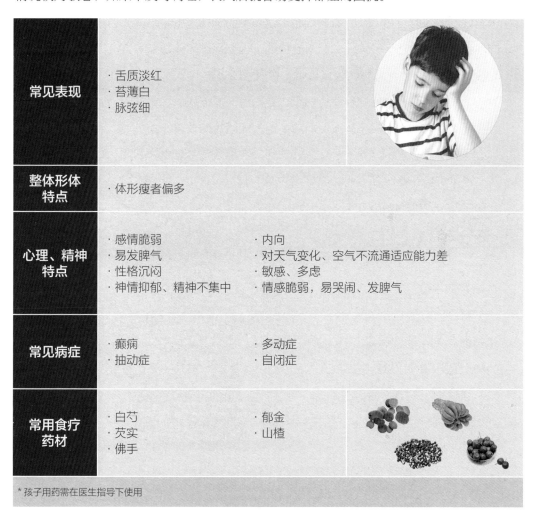

常见表现	· 舌质淡红 · 苔薄白 · 脉弦细	
整体形体特点	· 体形瘦者偏多	
心理、精神特点	· 感情脆弱 · 易发脾气 · 性格沉闷 · 神情抑郁、精神不集中	· 内向 · 对天气变化、空气不流通适应能力差 · 敏感、多虑 · 情感脆弱，易哭闹、发脾气
常见病症	· 癫痫 · 抽动症	· 多动症 · 自闭症
常用食疗药材	· 白芍 · 芡实 · 佛手	· 郁金 · 山楂

* 孩子用药需在医生指导下使用

7."儿为虚寒"：最常见最根本是气虚质

在临床中孩子呈现平和质的情况是罕见的，绝大部分孩子刚出生时就是气虚质，而且重点体现为脾气虚，后来随着饮食习惯的改变，气虚的程度就不一样了，使得在气虚质上兼夹着其他特点，就慢慢形成了阳虚质、痰湿质、湿热质等不同体质。

医者钱乙提出的小儿"五脏六腑成而未全，全而未壮，脏腑柔弱，易虚易实，易寒易热"的理论，也强调了孩子脏腑功能的不成熟，因此孩子的体质尤其容易受到外界因素影响，包括天气气候、生活环境、饮食起居、疾病用药等。

体质不同导致所患疾病也有差异。家长要熟悉不同体质、不同病症的临床表现，如果饮食、生活等调护得当，孩子体质虚弱的情况就能够得到改善。相反，如果不辨体质，一味认为多吃就是补益，多吃就是对身体好，那只会导致孩子脾胃受损，加深气虚程度，当身体正气低下，即免疫力低下时，孩子就容易生病。家长在孩子0～6岁时做好孩子后天之本——脾胃的调护，能让孩子一生受益。

当然，一开始进行体质辨识时可能存在一定的难度，但是用心观察这一点你肯定能够做到，孩子的情绪是怎样的、大便状态是怎样的、睡眠又如何等，你可以将这些情况告诉医生，医生才能协助你分析，而且这对医生的诊疗也是非常有帮助的。

三、脾虚常见症状和食疗法

1. 脾虚气滞：食少、肚胀、便秘等

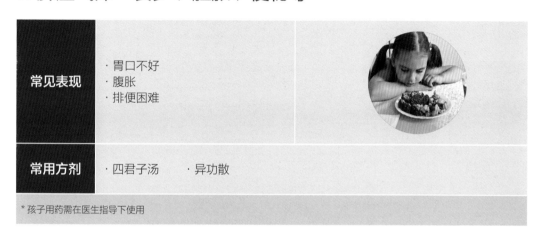

常见表现	· 胃口不好 · 腹胀 · 排便困难
常用方剂	· 四君子汤 · 异功散

* 孩子用药需在医生指导下使用

2. 脾虚夹湿、夹风：湿疹、便溏、眼睛浮肿等

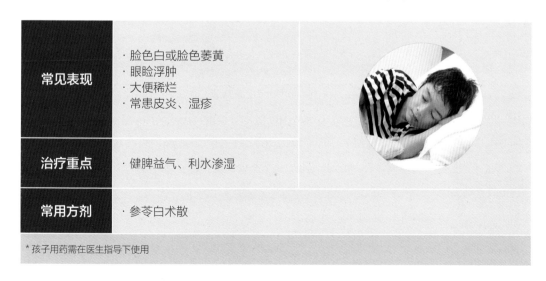

常见表现	· 脸色白或脸色萎黄 · 眼睑浮肿 · 大便稀烂 · 常患皮炎、湿疹
治疗重点	· 健脾益气、利水渗湿
常用方剂	· 参苓白术散

* 孩子用药需在医生指导下使用

3. 中气下陷：乏力、脱肛、睡眠露睛、眼睑下垂等

中医学认为"脾主肌肉和四肢"，如果脾失健运，清阳不升，营养物质缺乏，肌肉失养，就会形成肌肉痿软，四肢倦怠无力。金元四大家之一的李东垣认为"眼睑属脾胃，司眼的开合，脾气虚弱以致眼睑下垂不举"，主张以补中益气汤治疗。

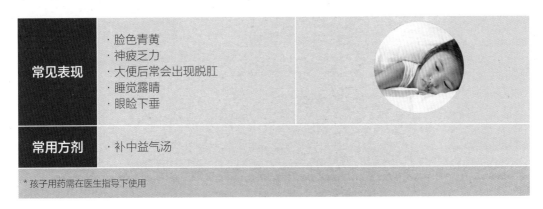

常见表现	· 脸色青黄 · 神疲乏力 · 大便后常会出现脱肛 · 睡觉露睛 · 眼睑下垂
常用方剂	· 补中益气汤

* 孩子用药需在医生指导下使用

4. 形体消瘦：瘦瘦黄黄等

宋代著名的儿科医家钱乙在《小儿药证直诀》中提到"疳皆脾胃病，亡津液之所作也"，意思是孩子的疳证主要是长期喂养不当导致脾胃受损、气液耗伤。

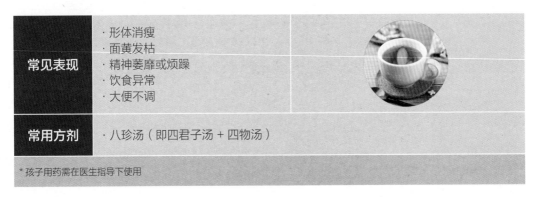

常见表现	· 形体消瘦 · 面黄发枯 · 精神萎靡或烦躁 · 饮食异常 · 大便不调
常用方剂	· 八珍汤（即四君子汤 + 四物汤）

* 孩子用药需在医生指导下使用

5. 中阳不足：手足不温、腹痛喜按、大便稀烂、腹泻等

中医有"中阳不足，变现百病"的说法，中阳不足是指中焦脾胃阳气不足、失于温煦、阴寒内生，导致的一系列虚寒证候。因而日常调理重在改善胃肠功能。

常见表现	· 手脚冰冷 · 经常肚子痛 · 腹喜温喜按 · 大便稀溏 · 反复腹泻	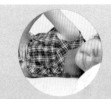
常用方剂	· 理中汤	

* 孩子用药需在医生指导下使用

6. 气不摄血：鼻衄、呕血、便血、肌衄、紫癜等

脾胃阳气不足时除了会导致中阳不足，还可能会引发气不摄血。具体而言，阳气统摄功能不足时，会造成小孩机体内血液代谢的紊乱，血液不循常道运转，表现在皮肤表面就是多种身体出血现象，即中医里的"血不归经"。

出血的情况在中医里可分为两大类：第一类是血热旺行，俗称上火；第二类就是脾不统血，治疗关键在补脾益气，而生活中大多数出血情况属于第二类。

常见表现	· 鼻出血 · 咯血 · 大便出血 · 小便出血 · 皮下出血（紫癜）	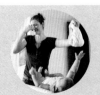
常用方剂	· 黄土汤　　· 归脾汤	

* 孩子用药需在医生指导下使用

7. 脾胃不和：胃强脾弱、口疮等

《明医指掌》云："脾不和，则食不化；胃不和，则不思食。脾胃不和则不思而且不化。"脾胃不和是脾气虚弱影响到其他脏腑的表现之一，是脾病影响到胃，中焦脾土受到困阻，身体气机不畅。

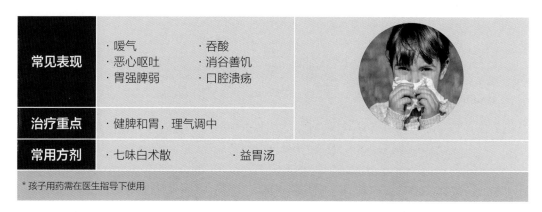

常见表现	· 嗳气 · 吞酸 · 恶心呕吐 · 消谷善饥 · 胃强脾弱 · 口腔溃疡
治疗重点	· 健脾和胃，理气调中
常用方剂	· 七味白术散 · 益胃汤

* 孩子用药需在医生指导下使用

8. 肝木过亢：注意力不集中、惊厥抽动、癫痫、性早熟

五行学说中，肝属木，脾胃属土。凡肝气过亢，疏泄太过，就会影响脾胃，导致消化机能紊乱。

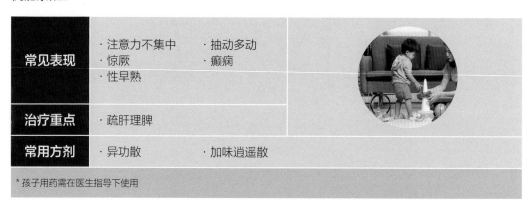

常见表现	· 注意力不集中 · 抽动多动 · 惊厥 · 癫痫 · 性早熟
治疗重点	· 疏肝理脾
常用方剂	· 异功散 · 加味逍遥散

* 孩子用药需在医生指导下使用

9. 脾虚伤肺：感冒、咳嗽、肺炎、哮喘等

中医认为"脾土生肺金"，这里的"土"也指消化系统，"金"则是呼吸系统，换言之，消化系统是呼吸系统的父母。五行相生关系在异常情况下，会出现母子相及，其中就包括母病及子。临床上孩子脾气虚时，咳嗽、肺炎等呼吸系统的疾病就会发生。

"急则治其标，缓则治其本"，如果孩子出现感冒、发烧、气管炎等急性炎症，家长就要有针对性地采用相应的方剂；如果是孩子本身长期抵抗力不足的情况，采用玉屏风散这个方剂就能够有效增强孩子的抵抗力。

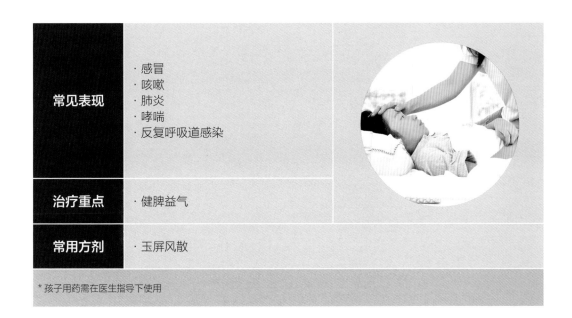

常见表现	· 感冒 · 咳嗽 · 肺炎 · 哮喘 · 反复呼吸道感染
治疗重点	· 健脾益气
常用方剂	· 玉屏风散

* 孩子用药需在医生指导下使用

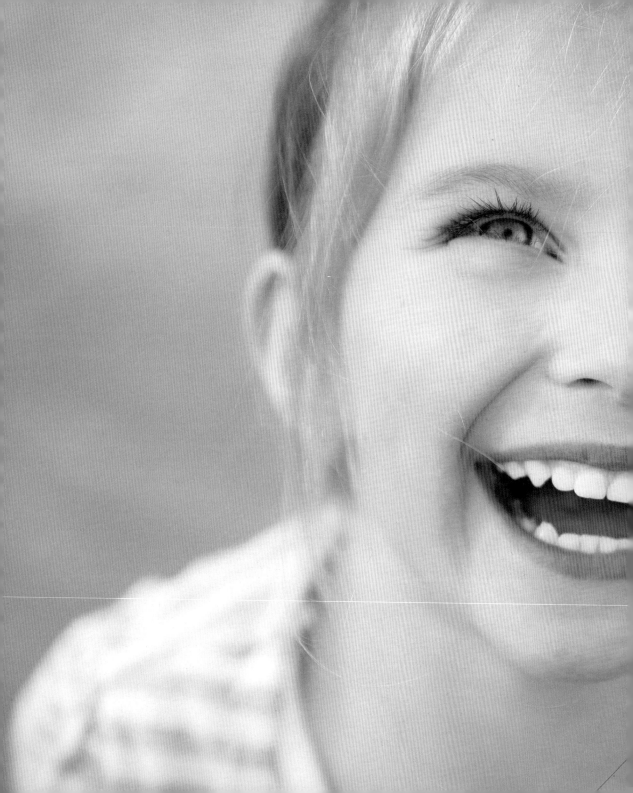

PART
3

重建孩子免疫力：
消除积食助消化

孩子的饮食中蕴含着生长发育的魔法，家长一味强调补充营养是不可取的，只有肠胃的消化吸收能力较佳，营养才会真正被吸收，所以及时消除积食、健脾养胃，身体才会健康强壮。

一、科学的喂养方法：按需喂养

1. 儿童喂养的总原则

●儿童饮食四大原则

饮食分量根据消化状况灵活制订。

不是吃得越多越好、越有营养越好。

小儿最有营养的食物是适合其年龄段的主食，比如母乳对婴儿来说就是最有营养的食物，米糊、粥或汤等就是幼儿最有营养的食物。

吃的东西是否能消化吸收。

2. 婴幼儿时期的喂养方法

家长经常将生长发育挂在嘴边，那究竟何为生长，何为发育呢？在孩子生长发育的过程中又有什么需要注意的呢？

孩子的生长发育包含体格的变化和智能的发展这两个方面，即中医里的形和气、阴和阳的概念。孩子的生长发育是一个动态的过程，也是一个从量变到质变的过程，无论是肌肉、骨骼、身高、体重的变化，还是细胞、组织、器官功能的成熟，都关乎孩子的健康。但是脏腑成熟的步伐并不一致，为了让孩子在生长的过程中少生病，每一位

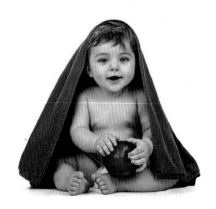

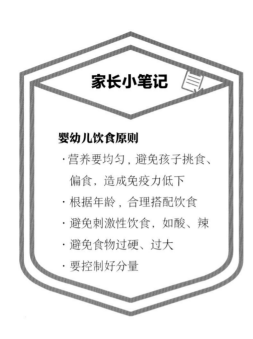

家长小笔记

婴幼儿饮食原则

· 营养要均匀，避免孩子挑食、偏食，造成免疫力低下

· 根据年龄，合理搭配饮食

· 避免刺激性饮食，如酸、辣

· 避免食物过硬、过大

· 要控制好分量

家长都应该掌握有效的喂养方法，尤其要懂得根据孩子各阶段的生长发育特点制订合理的饮食调护方案。

医学上一直强调要重视0～18岁的孩子的营养搭配，并在这个年龄段内再细分出胎儿期、新生儿期、婴儿期（1周岁之内）、幼儿期（1～3岁）、学龄前期（3～6岁）、学龄期（6～12岁）和青春发育期（13～18岁）。其中，3岁之前的养护极为关键，俗话说"三岁定八十""三岁定终生"，年龄越小，越需要细心、全面地照护，为后期打下坚实的基础。

3. "按需喂养"还是"定时定量喂养"

足月顺产的婴儿在出生后30分钟左右，妈妈就可以开始用母乳或代乳品（奶粉等）给他喂奶了。而非顺产、早产或多胎低体重的婴儿的喂奶时间可以稍微延迟一点，但最迟一般不超过24小时。刚刚开奶的妈妈奶量不多，可以先每次喂5分钟，随着乳汁分泌量增加，以后每次喂奶的时间渐渐增加，从10分钟到15分钟，最后到20分钟。千万不要想一次性地花较长时间将宝宝喂饱。当乳汁分泌较为稳定的时候，哺乳时间每次保持在15～20分钟比较合适。满月之前可以每隔1～2小时就喂一次，一般维持1天8次以上的喂奶次数。如果不知道应该以什么步调喂奶，那可以在宝宝开始哭之前（表示肚子饿的时候）就可以进行。三个月左右就慢慢调整为3～4个小时才喂一次奶。

有些妈妈会完全按照某些书上的规定来对孩子进行定时定量的喂养，其实大可不必，每个小孩子脾胃发育的程度不同，有一些脾胃功能强一点，吸收消化较好，有一些则脾胃功能较弱，对于这些宝宝，按需喂养就显得相当重要。否则，一味地喂食，只会加重孩子脾胃的负担，这样孩子更容易出现营养不良的情况，有时会伴随大便稀烂和过敏症状（乳糖不耐受）等反应。而且经研究，临床中宝宝在4～5个月大时出现厌奶的情况有时也与妈妈强迫喂食有关。所以，使用适合孩子的喂养方式很重要。

如果发现家中的宝宝在某段时间内脾胃功能较弱，妈妈就可以适当调整哺乳方式，及时减轻宝宝肠胃的负担，缩短每次喂奶的时间（由原来的15分钟改为10分钟左右）、降低奶的浓度、适当喂温水、适当增加喂奶次数等都是很不错的方法。

家长小笔记

正确的喂养方法
- 按需喂养
- 缩短每次喂奶的时间
- 降低奶的浓度
- 适当喂温水
- 适当增加喂奶次数

4. 辅食的添加原则

宝宝从出生直至6个月大左右一般通过母乳、配方奶粉摄取营养。

宝宝在6个月左右，脖子长硬便能支撑起头部，紧接着就能够顺利坐好，也开始在饭桌上观察并慢慢模仿父母的咀嚼动作，此时牙齿慢慢长出，流口水的现象也较为明显，家长可以挑选宝宝身体状况较好的一天，开始宝宝的辅食之旅。可以先从稀、软、烂的食物入手，比如蔬果汁液、奶糊等，每日喂食一次。

7～8个月时宝宝的辅食依旧以流质为主。家长也可以将主食、蔬菜与蛋白质配菜制作成水分较少的糊状辅食，只要将块状的食物搅打成泥状，再渐渐过渡到细碎的薄片状即可。分量在儿童碗半碗左右，偶尔一餐喂给孩子。

9～11个月时辅食还是以流质为主，如果宝宝的脾胃功能较好，妈妈可以增加面条、碎肉等辅食，分量约在儿童碗1碗，食物的软硬度要适合宝宝用牙床或刚出的几颗乳牙咀嚼，此时软硬程度可与香蕉相似。

随着大脑的发育，孩子手、眼、口的协调能力不断提升，1岁～1岁半的孩子已经尝试用手抓拿食物，并且可以开始进食柔软的肉泥。

一直到孩子3岁左右，乳牙慢慢长齐，能将食物咬碎，这个过程中大部分必要的营养素都能从辅食中摄取。孩子的消化功能日益成熟，就可以渐渐结束辅食生活，进入幼儿食品期（学龄前），此时孩子基本上能与成人一起享用美食了，但要注意不要让他太饿，也不要吃过饱。

家长小笔记

儿童饮食的四大原则

· 因人择食（性别、年龄、身材、种族等）

· 因地择食（生长环境、气候等）

· 因时择食（季节、节气等）

· 因病择食（先天状况等）

· 许 医 生 经 验 谈 ·

在给宝宝添加辅食的时候，要遵循以下原则：

婴儿期，1岁以下以流质为主；

幼儿期，1～3岁以稀烂、软烂为主；

6～7个月或更大，无病痛时添加；

由少量开始，逐渐增多；

由稀到干，由细到粗，由软到硬，由淡到浓，循序渐进；

容易消化、营养均匀；

根据季节和孩子身体状态来选择食物种类；

食物从一种到多种，一样一样地增加。

5. 如何为孩子选择和更换奶粉

●**母乳与奶粉的选择问题**

母乳与奶粉哪个更好，近年来这个话题逐渐变得热起来，有关国内外奶粉质量问题的一系列事件尤其让家长们提心吊胆，生怕自己的孩子吃到有质量问题的奶粉。

从科学来说，母乳与奶粉各有所长，但母乳具有营养丰富、易消化、卫生、不易过敏、方便等优势，是婴幼儿天生的优质主食，如果条件允许，妈妈们应尽量选择以母乳喂养为主的哺乳方式。

随着科技的不断提升，配方奶粉的成分调配已经能够尽可能地接近母乳，因此营养也是充足的。妈妈们也无须担忧配方奶的营养成分不如母乳，而且代乳品喂养还有一个很大的好处，那就是妈妈以外的人也能随时给宝宝喂奶，一方面这能分担进入职场的妈妈的压力，另一方面也能让参与照护宝宝的家人通过喂奶行为与宝宝培养感情。

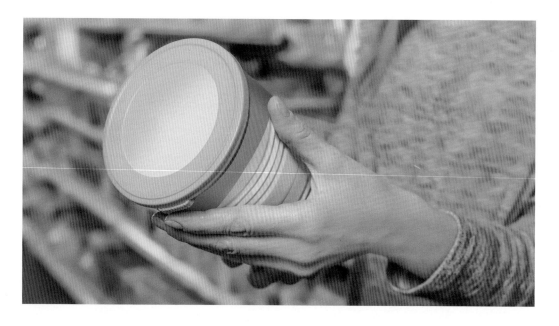

●母乳喂养的优势

母乳对宝宝的好处：

降低过敏风险

降低将来肥胖的风险

提高智能，促进神经的发育

增进母子间的感情

母乳对妈妈的好处：

改善产后的子宫收缩

降低停经前罹患乳腺癌、卵巢癌、子宫癌的风险

降低奶粉消费支出，经济实惠

有助于稳定情绪

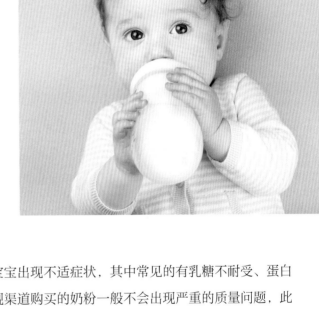

●更换奶粉好不好

有些家长在给宝宝喂奶粉后发现宝宝出现不适症状，其中常见的有乳糖不耐受、蛋白质过敏、大便不正常等。如果是从正规渠道购买的奶粉一般不会出现严重的质量问题，此时家长首先要做的不是更换奶粉，因为频繁更换对孩子的健康有百害而无一利，不妨先调整喂奶的浓度、次数。婴幼儿的脾胃功能尚未成熟，肠道运动力、消化酶水平不足，饮食要更加细心，此时家长如果盲目地增加分量或追求进口奶粉，对缓解宝宝的不适症状可能帮助不大，而应该理解宝宝的生理特点，顺应其脾胃能力去喂养。

人们常说"一方水土养一方人"，与欧美地区的奶粉相比，亚洲奶粉可能更适合国内的宝宝，而优质的国产奶粉更是根据国人的体质进行配方研制的，也是不错的选择。

6. 无病、病中、病后的饮食方法

●无病时的饮食原则

正餐（尤其是早、中、晚三餐）尽量吃饱、吃好（按需喂养）。

大于1周岁的孩子，临睡前1小时或夜间尽量不要进食。

●病中、病后的饮食原则

大病初愈的孩子抵抗力尚未恢复，肠道微生态紊乱，并且长期食用消炎药也会伤害阳气，此时孩子正处在一个正气受损的状态，应遵循下列饮食原则：

· 饮食总量减少

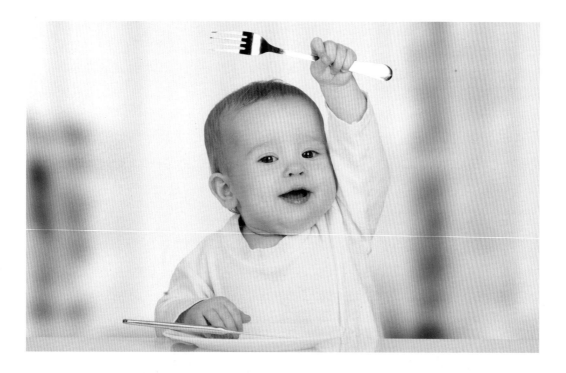

·奶量减少

·辅食添加减少

·饮食清淡

·饮食稀烂

·不喝补益的汤水

·病有好转时不要急于增加营养

　　孩子生病或病情稍微好转时，肠胃的功能、承受的能力、消化吸收能力与其无病痛时是相差很大的，所以分量一定要把握好，不要一味想着进补就能强身健体，如果孩子都没有消化吸收的能力，那这些对他而言就是负担，甚至会让病情反复。

·许 医 生 经 验 谈·

　　有一名患儿肺炎好转后出院，第二天却又因感冒、发烧需接受治疗，经诊断认为其存在气管炎、喉咙发炎的症状。孩子病情急，这样的情况较为特殊，通过问诊了解到孩子出院后家长马上用鱼汤、排骨饭为其进补，害怕其因长期住院而出现营养不足。然而，家长的做法恰恰违背了给孩子强身的初衷。家长须谨记，现在的孩子不会缺营养，缺的是合理获取营养的方法。

二、如何判断孩子的消化情况

1. "每天10秒钟"判断孩子消化情况

每天花上10秒钟检查孩子的舌苔、口气、大便、睡眠，如果有两者以上不太正常，孩子很可能就是消化不好，积食了。

●查看时间

孩子吃早餐后。

第一招：看舌苔。

舌苔正常应为淡红舌、薄白苔；如果孩子的舌苔是白白、黄黄的，而且比平时厚腻，那就很可能是有积食了。

第二招：闻口气。

口气就是胃气，口气清新、没有气味说明机休处于正常、健康的状态；如果孩子口气明显甚至有酸臭的感觉，那多半是食物不消化，积滞堵塞在胃肠道里了。

第三招：看睡眠。

中医认为，胃不和卧不安，这在孩子身上表现得最为明显。如果平时睡得好好的，这两天突然睡得不安稳，出现哭闹、说梦话、翻来覆去、趴着睡等情况，那孩子也多半是积食了。

第四招：看大便。

大便也是最直接体现孩子肠道状况的。家长可以通过孩子大便的时间、次数、形状、颜色、味道等因素来判断孩子最近的消化情况。如果孩子平常是下午才拉大便的，今天早上就拉了，那就是时间改变了；但光这一项是不能完全反映孩子的消化情况的，此时再统计一下他拉大便的次数，是一次还是两次，又或者是一次也没有；大便形状、颜色又有哪些特征呢，一般母乳喂养的孩子的大便是稀烂糊状的，淡黄色或浅绿色的，但今天是深褐色且带有一些没消化的食物，如奶瓣，又或者是有血丝、有黏液。总结起来，如果发现孩子开始便秘、拉稀，大便有奶瓣、有残渣、气味酸臭，又或是鼻涕样便，孩子基本就是积食了。

但凡孩子有一个方面出现不正常，家长就要警惕，如果有两个以上同时表现为不正常，那就要马上给孩子消食导滞了。

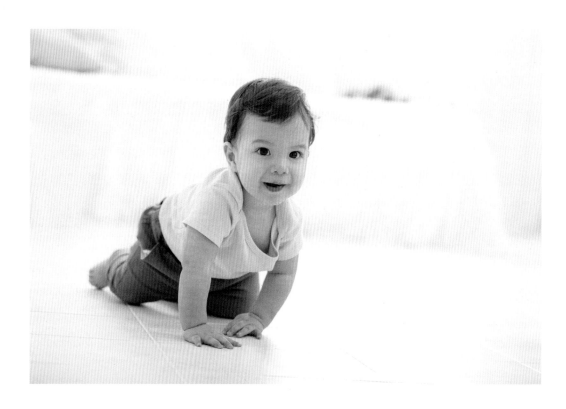

2. 孩子消化不好的其他表现

前面归纳的四个方面：舌苔、口气、大便、睡眠，是最快速又简单的判断孩子消化情况的方式。除此之外，判断孩子积食还有很多其他方法，比如孩子手上有倒刺，脸上有白斑，鼻梁或额头上有青筋，有眼袋或者黑眼圈，磨牙（也可能与长牙齿、缺钙、口腔炎症有关），频繁尿床，皮疹，湿疹，荨麻疹，浅表淋巴结肿大，经常腹痛等，这样的孩子大多是长期积滞，有脾虚。

· 许医生经验谈 ·

经常有家长反映自己几个月大的宝宝的大便中有明显的奶瓣和残渣，家长会说："许医生，宝宝这是积食吗？但是宝宝是吃母乳，我饮食很清淡，也没有给他吃很多，怎么就积食了呢？"我发现家长的逻辑通常是：因为找不到孩子积食的原因，所以不敢判断孩子是积食。但是，这就是婴儿的体质特点，即使正常饮食，对他而言都可能会负担过大，家长想不出自己哪里做得不妥，但是孩子就是消化不了。很多家长因为"想不通"，所以"不相信"，也没有给孩子做适当的消食导滞调整，而是给孩子吃益生菌或者换奶粉，这样只会进一步伤害孩子的脾胃肠道，是不可取的。

三、看舌象，辨体质

1. 看舌象的正确方法

　　中医讲究"望、闻、问、切"四诊，儿科临床中的望诊意义重大，因为大多数小孩子不懂得准确表述自己的病状，医生更多的时候需要通过观察或是从监护人口中获得相关的信息，所以儿科也被称为"哑科"。观察舌头能获取孩子不少健康状况信息，那具体要怎样做呢？

●**如何看舌象？**

　·看舌体形状：长的、短的、圆的、胖的、瘦的。

　·看舌体颜色：白的、红的。

　·看舌苔厚薄、颜色：无苔、有苔；苔白、苔黑、苔黄、苔灰。

●**什么时候看舌象最准确？**

　·早餐后10～20分钟。

　·温水漱口。

●**看舌象的正确方法**

　·让孩子取正坐姿势。

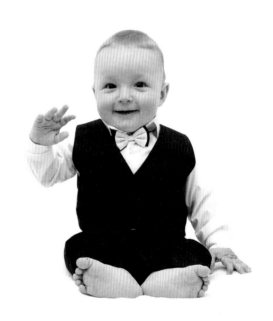

· 轻张口：嘴张大。

· 轻伸舌：舌轻躺于下唇。

· 查看顺序：可先看舌质（形态、动态、颜色及光泽），再看舌苔（无色泽、质地及分布状态）；辨五脏六腑可从舌尖、舌中、舌边和舌根着手。

●看舌象要注意什么？

· 自然光最佳，灯光不能太暗或太亮。

· 看舌前不要吃易染色的食物，比如乌梅、胡萝卜、橘子、牛奶，它们会改变舌头颜色，影响判断。

· 不要勉强让孩子伸舌头时太用力，如果舌头伸得太长或者太久，舌边充血会改变颜色，影响判断。

· 如果孩子不太配合伸舌头，家长无须勉强，让他轻张嘴巴，再用干净的棉签轻压舌板观察即可。

2. 舌与五脏六腑的关系

人体五脏六腑的状态在体表的某些器官上会有所体现，比如眼睛五轮看五脏，其实舌头也与五脏相关。在中医里，舌为心之苗，凡脏腑寒热之气，无不见与舌，所以验舌之有苔无苔，可以知邪在表在里，察舌之或黄，或白，或黑，或赤，可以诊病之寒热虚实、轻重安危。《辨舌指南》也强调："辨舌质可辨五脏的虚实，视舌苔可察六淫之浅深。"舌与五脏六腑的对应关系是怎样的呢？

●舌与五脏六腑

· 舌尖：心、肺。

· 舌边：肝、胆。

· 舌中：脾、胃。

· 舌根：肾。

舌面分属五脏，对临床诊察脏腑病变也有一定的参考作用。诊断时应细看舌边是不是有溃烂、舌尖是不是很红等，这可对人体五脏的健康状况有大致的了解。此外中医诊断学的基本观点是四诊合参，即四诊并用，这样才能更全面地判断病情。

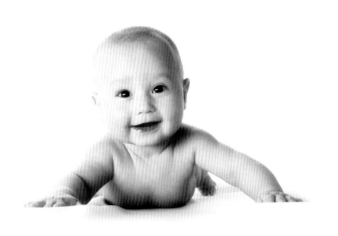

3. 正常舌象：淡红舌、薄白苔

●观察重点

· 形状：圆度、尖度适中。

· 颜色：淡红，不过红，不过淡。

· 舌苔：隐约有一层白色薄苔。

正常舌象可归纳为"淡红舌，薄白苔"，其能大致反映人体脏腑功能状态，舌体柔软而运动灵活、伸缩自如，舌体扁平，不厚不薄，胖瘦大小适中，舌面中心可见一条纵向裂纹，即"舌正中沟"。舌色呈淡红色，鲜明润泽。舌苔薄白，透过薄薄的舌苔可以隐约见到淡红的舌体，苔质颗粒均匀、干湿适中、不滑不燥；舌根部位的舌苔稍微增厚。说明机体气血、津液充盈，消化、代谢、循环等功能均处于协调、平衡状态。

4. 淡白舌：气血不足、阳气不足、寒湿重

第一种不正常的舌象为淡白舌，其呈现出舌体肥胖、舌苔白浊的症状。舌苔白、舌质偏白的人多伴有形寒肢冷、手足不温，一般为阳气不足导致的虚寒体质。

【舌象特征】

舌色较正常人的淡红色更浅淡些，白色偏多，红色偏少。全无血色者，则称为枯白舌。

【临床意义】

气血不足、阳气不足或寒湿重。

若淡白湿润，而舌体胖嫩即为阳虚水泛；若淡白光莹，而舌体瘦薄则为气血两虚。

枯白舌主脱血夺气。

5. 绛红舌：体内有热、发烧难退

第二种不正常的舌象为绛红舌。如果舌质鲜红，以红色为主，称为红舌；如果舌红而颜色深暗，较红色更进一层，就称为绛舌。绛舌在出现之前，多经过红舌的阶段。绛红舌由高热伤阴而引起，常发生在感染、中毒、维生素缺乏、脱水、贫血、昏迷等病理过程中，也会出现发烧难退、易出皮疹的情况。

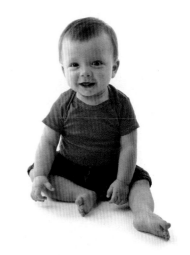

【舌象特征】

舌头颜色红到发暗、发紫。

【临床意义】

里热亢盛、阴虚火旺，湿毒长期在身体内困阻。

舌绛干燥，有芒刺、裂纹为里热炽盛。

舌绛少苔或无苔为阴虚火旺。

6. 厚腻舌：寒湿、湿热、入里化热

第三种不正常的舌象为厚腻舌，其又可以细分为三种类型，分别是舌质淡红、舌苔白厚腻，舌质淡红、舌苔黄厚腻，舌苔厚而干。

●舌苔白厚腻

【舌象特征】

舌质淡红，舌苔白而厚腻。

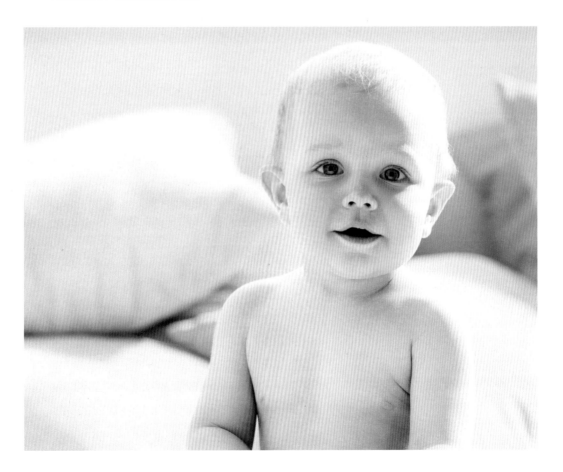

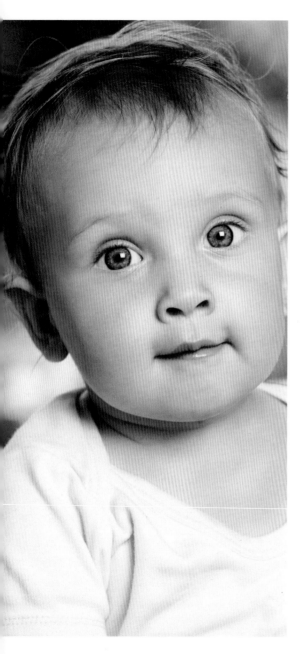

【临床意义】

体内有寒湿，或者是寒痰夹滞，表明孩子长期的饮食错误导致脾胃的受纳和运化功能下降。

●舌苔黄厚腻

【舌象特征】

舌质偏红，舌苔黄且厚腻。

【临床意义】

在舌苔白厚腻的基础上饮食不做适当的控制，即不用消食导滞的方法，而是延续温补、肥甘厚腻的饮食，就会出现积食、入里化热、湿热的情况，并形成舌苔黄厚腻。此时应该采取清热祛湿的方法，服用小儿七星茶或四磨汤口服液。

●舌苔厚而干

【舌象特征】

舌苔白厚且干燥。

【临床意义】

舌苔白厚多见于轻病，表证初起，以及疾病的恢复期，如果呈现干燥的状态则表示病症即将入里化热，中医认为这与胃火有密切相关，也说明身体存在积食、消化不好的情况，应及时控制饮食、消食导滞。

7. 齿痕舌：阳气亏虚、寒湿重

第四种不正常的舌相为齿痕舌，在儿科临床上较为少见。该舌象一般在孩子中焦脾土受损、阳气亏虚的情况下出现，而且多因舌体胖大而受牙齿缘压迫致齿痕。

【舌象特征】

舌体肥胖，颜色偏淡，舌体边缘（反映机体肝胆的部位）有许多牙齿的痕迹。

【临床意义】

主脾虚，水湿内盛。脾虚或气虚突出，可由积食演化为厌食、疳积等，家长宜及时给孩子消食，做好健脾补虚的工作，避免阳气进一步受损。

8. 草莓舌：川崎病、猩红热

第五种不正常的舌象为草莓舌或杨梅舌，这种舌象常见于儿科临床中的两种疾病川崎病和猩红热，它们都属于热毒湿邪程度严重的疾病。

【舌象特征】

舌质淡红，舌体铺满小红点，与草莓有几分相似，并且伴有黄白腻舌苔。

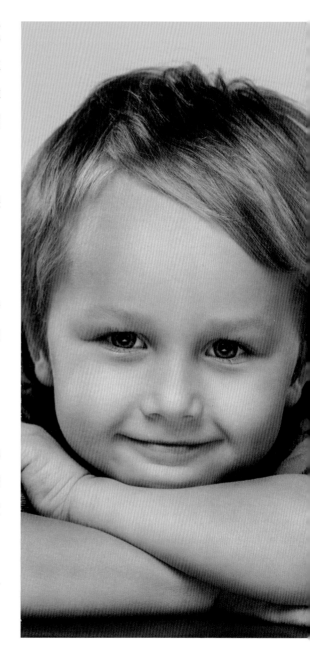

【临床意义】

川崎病，又称皮肤黏膜淋巴结综合征，是以发现该病的日本学者命名的。川崎病是一种以全身血管炎为主要病变的急性发热出疹性小儿疾病，因可发生严重心血管并发症而引起人们重视，高发于5岁以下婴幼儿，男多于女。临床多表现为发热（发烧不退可为5天以上）、皮疹、颈部非脓性淋巴结肿大、眼结合膜充血、口腔黏膜弥漫充血、草莓舌、掌跖红斑、手足硬性水肿等。

猩红热，又称烂喉痧，其临床特征为发热、扁桃体化脓、草莓舌、全身弥漫性鲜红色皮疹和疹退后明显的脱屑。本病多见于5～15岁的孩子。

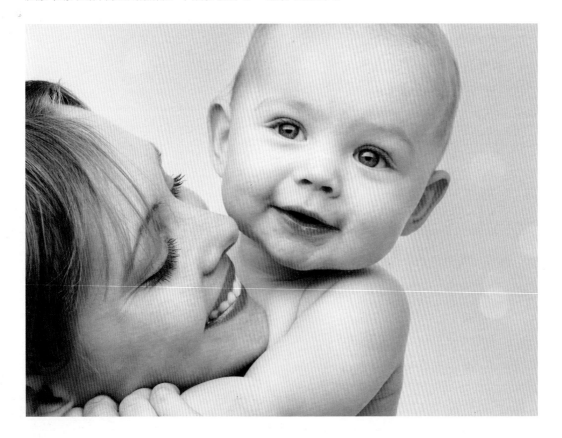

9. 地图舌：胃气不足、津液受损

第六种不正常的舌象为地图舌，又称花剥苔。临床上有两种分型，一种是舌质淡、舌体胖；另一种是舌质红、舌体瘦长。出现地图舌时常伴有或预示有反复呼吸道感染、厌食、咳嗽、喘促等疾病。

【舌象特征】

舌质淡、舌体胖，或者是舌质红、舌体瘦长，舌面上有圆形或椭圆形红斑，可扩大或融合，融合后常类似"地图边界"，周边为白黄色稍微隆起的弧形边缘。

【临床意义】

舌苔代表的是人体的胃气，当出现地图舌时即舌苔受损，说明孩子的胃阴受损、胃气不足；又或者是与前面提到的川崎病、猩红热等疾病有关；长时间高烧不退导致的津液受损也会出现地图。针对舌质淡、舌体胖类型的地图舌，宜健脾养胃、滋阴养胃，可采用乌梅、白术、太子参、红枣、桂圆肉、石斛、麦冬、玉竹等药材；针对舌质红、舌体瘦长类型的地图舌，应缓解孩子阴虚火旺的症状，宜滋阴养胃，可采用沙参、麦冬、芦根、黑枣、百合、石斛等药材，但是要注意孩子须在医生指导下用药。

10. 裂痕舌：气血亏虚、脾胃受损

第七种不正常的舌象为裂痕舌，又称裂纹舌，该舌象在儿科临床上较为少见。

【舌象特征】

舌面上有数量不等，深浅不一，各种形态明显的裂痕。

【临床意义】

长期饮食喂养不合理、脾胃受损就会导致气血津液亏虚、阴虚热盛，并出现裂痕舌。此时孩子也会有脾气较差、睡眠质量不佳的表现。中医上以滋阴退虚热为治疗重点，采用

具有健脾祛湿、清心火功效的药材，比如太子参、石斛、沙参、麦冬、银柴胡、天花粉等，注意须在医生指导下给孩子用药。

11. 镜面舌：元气耗伤、正气亏虚

第八种不正常的舌象为镜面舌，该舌相在儿科临床上较为少见，一般出现在病情较重的小孩身上。

【舌象特征】

舌体没有舌苔，舌面发红，光滑如镜面，又称为萎缩性舌炎。

【临床意义】

按照中医的观点，舌苔是表现胃气的标准，如果没有舌苔，则表明胃阴亏虚。所以出现镜面舌时人体处于精血亏虚、元气耗伤的状态，精神面貌也不佳。镜面舌的发生与全身性疾病关系密切，此时应避免进食刺激性食物，治疗重点为清热补气，可有效缓解口干症状。

12. 舌苔厚，要清洗刮净吗

●清洗舌苔有必要吗？

答案：没有必要清洗舌苔，顺其自然即可。

孩子处于生长发育的关键时期，味觉、舌体也在进一步完善发育中，那些刺激、非自然的清洁手法会影响舌体的健康。日常用温开水自然漱口即可达到基本的清洗作用，无须另外清洗。

●人为清洗舌苔的方法并不妥

× 用消毒棉签清洗

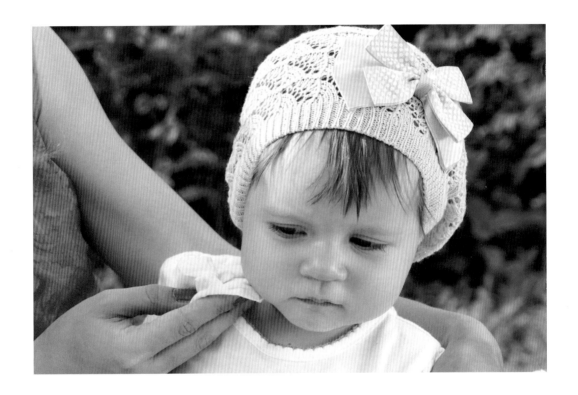

× 用汤匙刮

× 用压舌板刮

其实孩子的舌苔干净与否，与其消化状况有密切的关系。如果家长发现孩子的舌苔很厚，并借助各种工具将舌苔刮干净，几个小时后舌苔还是会长出来的，所以说这是无用功，是治标不治本的。想要达到薄白苔的状态，调理机体的消化功能才是关键。

此外，有些家长在带孩子去医院看病之前会将舌苔刮干净，其实这样反而会影响医生的诊断。因为舌象是中医诊断的重要标准，破坏舌象后，舌象所反映的脏腑实际问题就得不到及时诊治。

四、看便便，知健康

1. 孩子身体状况，也会反映在便便上

　　孩子大便是否规律，是干还是稀，是什么颜色，有没有怪味道……都是孩子身体发出的信号。家长若能重视对孩子大便形态、颜色和次数等方面进行观察与记录，懂得正确识别正常和异常的大便，就可以及早发现孩子的健康问题，使患病孩子得到及时治疗。

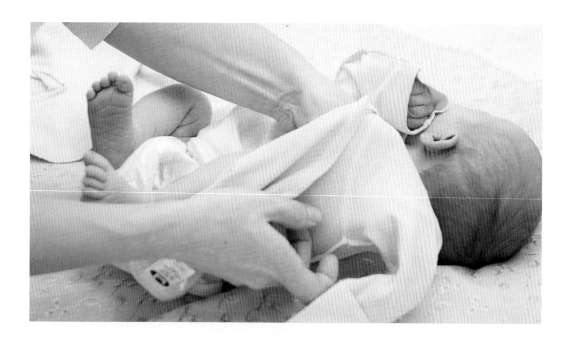

●观察孩子便便的作用

·判断孩子健康状况。

·判断孩子消化状况。

●观察孩子便便，家长要知道这三步

·第一步：正常的大便是怎样的。

·第二步：哪些是消化不良的大便（泡沫便、臭鸡蛋味便、油性大便、便秘、羊屎状大便、大便有奶瓣）。

·第三步：哪些是疾病相关的大便（水便分离、血便、灰白大便、白色大便）。

●知识延伸

明代医学家张景岳的《景岳全书·传忠录·十问篇》中总结出："二便为一身之门户，无论内伤外感，皆当察此，以辨其寒热虚实。盖前阴通膀胱之道，而其利与不利，热与不热，可察气化之强弱。凡患伤寒而小水利者，以太阳之气未剧，即吉兆也。后阴开大肠之门，而其通与不通，结与不结，可察阳明之实虚。"

一般来说，临床上小便黄赤的属热，清白的属寒。但泄泻的病人，小便亦必少而黄；发热而邪未传里的，小便亦必清而长。这是应当分辨的。至于小便黄赤混浊而不利的，为湿热；清白频数而自遗的，为气虚；患热病而小便逐渐清长的，是病情已有好转的表现。

2. 新生儿胎便

胎便是婴儿在母体内就已经形成的粪便，是新生儿最早的肠道分泌产物。胎便中85%~95%为混合着肠壁上皮细胞、胎毛、胎脂、胆汁黏液及所吞咽羊水中的部分固体成分。正常情况下，宝宝会在出生后的6~12小时内开始排便，大便的颜色为墨绿色，状态黏腻、黏稠，酸臭味不大。如果乳汁供应充分，宝宝排出所有胎便需要2～7天的时间，每天3～5次，有的也会接近10次。胎便总量为100～200 g，愈靠近预产期生产的宝宝，胎便量就愈多。胎便排完即转变为正常新生儿大便，颜色会由深绿色转为黄色。

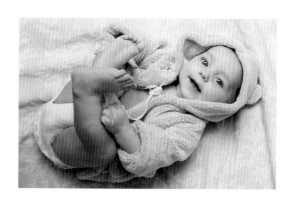

3. 哺乳期婴儿便便

　　母乳中含有丰富的果糖，能充分刺激肠道的蠕动，所以宝宝排便顺畅，大便偏软，呈软糊状、膏状；质地均匀，而不是水、渣分离；颜色为浅绿色、金黄色；有轻微酸臭味。初期宝宝每天的排便次数为3～5次，随着月龄的增长，每日的排便次数会减少至1～3次。

　　人工喂养（比如奶粉）的宝宝肠蠕动功能稍差，所以每日排便1～2次，大便质地相对粗糙、干燥一些，不像母乳喂养的宝宝的大便那般烂、软，但还是均匀的，不会有明显不消化的食物残渣；颜色以土黄色为主，如果喂食的奶粉含铁量高，大便也会呈绿色（因营养没有完全消化吸收），都属于正常现象。宝宝排便也较为顺畅，大便有轻微酸臭味。

家长小笔记

母乳喂养宝宝的便便

· 浅绿色、金黄色

· 软糊状、膏状，质地均匀

· 轻微酸臭味

· 每天 3～5 次

· 许 医 生 经 验 谈 ·

　　经验不足的父母会觉得宝宝每天排便3～5次太多，担心宝宝身体有问题，一般宝宝的大便排泄次数与宝宝每日摄入食物量呈正比（吃得多就拉得多）。如果宝宝呈现较好的精神状态，能够正常吃奶，体重正常增长，嘴巴没有明显的酸臭味，舌苔薄薄的，大便中没有不消化的食物残渣，没有泡沫，质地均匀等，都说明宝宝的身体状况正常。反之，如果宝宝的精神状态不佳，肚子一直是胀胀的，大便中还有不消化的奶瓣，此时父母就要尽快寻找原因。

4. 添加辅食后宝宝的便便

　　随着月龄的增长，为了满足宝宝生长发育的需要，一般家长会在宝宝出生6个月后开始给他添加辅食，比如米汤、米糊、果蔬汁、菜泥等，这样营养更全面。当接触的食物类型增多时，宝宝的大便也会慢慢接近于成人的大便，颜色变暗，呈现棕色、深棕色；质地均匀，但还是以糊状为主，如果宝宝的辅食以蔬菜水果为主，大便会稍微蓬松、软烂一些，如果是以肉蛋类等富含蛋白质的食物为主，则酸臭味会大一点。

家长小笔记

添加辅食宝宝的便便
· 棕色、深棕色
· 质地均匀
· 蓬松、软烂（如多食蔬菜水果）
· 酸臭味大一点（如多食蔬菜、鱼肉蛋）

5. 泡沫便

如果宝宝拉泡沫便的次数不是太多，则不用太着急。一方面可能是孩子进食时受风扇、空调的影响，吸入了凉风后有点受凉引起的；其次也可能与宝宝摄入糖分较多、消化不良有关。

因消化不良引起泡沫便是较为常见的现象，此时宝宝的消化系统尚未完善，偏食淀粉或糖类食物过多时，可使肠腔中食物增加发酵，产生的大便很稀，有明显的酸臭味且带有泡沫。为了减轻这种症状，如果是母乳喂养的宝宝，妈妈要注意自己的饮食，适当减少摄入碳水化合物含量高的食物，如米粉、面条、土豆、红薯等；如果是人工喂养的宝宝，说明其食用的奶粉配方中含糖量较高，此时在冲调奶粉时应增加水量，减少奶粉量；如果是已经添加辅食的宝宝，说明选材中淀粉类含量较高，若食用的是米糊，在煮制时可保持水

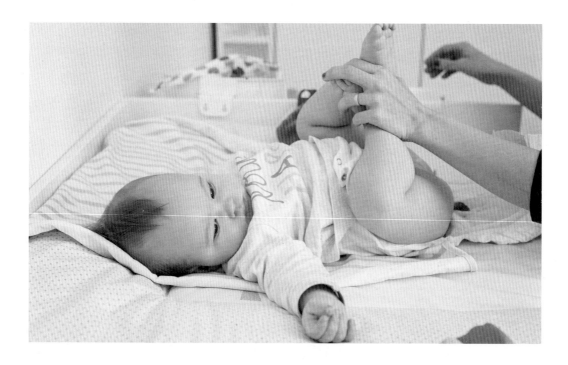

量不变，但食材量稍微减少一点，一般减少1/3或1/4，从而减少辅食中的淀粉含量，这样宝宝因碳水化合物消化不良导致拉泡沫便的情况就会得到改善。

家长要密切观察宝宝的大便情况，以便及时对饮食做出调整，否则宝宝的肚子胀气会更加严重，这样吃再多也无法吸收，更别提强健体魄了。

此外，应对泡沫便还可以酌情选用生姜、藿香。生姜带皮洗净后切两片，接着用开水稍微烫一下，再放进冲调好的奶中浸泡，等奶的温度放置到适合宝宝饮用时将生姜捞出即可。如果选用藿香，浸泡方法与生姜一致，饮用后会有不错的疗效。

家长小笔记

应对泡沫便的正确做法
· 人工喂养：增加水量，减少奶粉量
· 母乳、辅食喂养：适当减少淀粉类摄入
· 酌情选用生姜、藿香

6. 臭鸡蛋味便

如果宝宝的大便出现了臭鸡蛋的味道，那么很有可能是身体出了问题，这种情况多数是宝宝饮食中摄入较多的蛋白质，又或者是其本身脾土不足对蛋白质消化不良引起的，家长应该及时调整宝宝的饮食，适当减少蛋白质的摄入。

●调整饮食

冲调奶粉时保持水量不变，减少奶粉的用量；也可以适当给宝宝喝点陈皮水、三星汤、炒三仙、保和口服液，以达到消食导滞的目的。

●推拿助消化

适当推拿也可以帮助宝宝促进消化。

顺时针摩腹

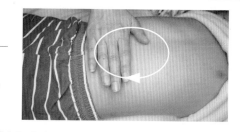

标准定位：脐周大腹部。

推拿方法：用手掌或四指，顺时针按摩脐周大腹部，3分钟。

逆时针摩腹

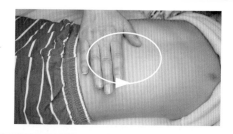

标准定位：脐周大腹部。

推拿方法：用手掌或四指，逆时针按摩脐周大腹部，1分钟。

清大肠经

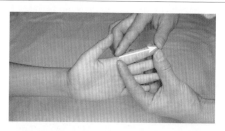

标准定位：食指桡侧面。

推拿方法：自食指根推向指尖，100～300下。

推下七节骨

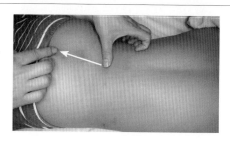

标准定位：第四腰椎至长强穴连成的一条直线。

推拿方法：用拇指桡侧面或食指、中指二指的指面，自上而下做直推，100～300下。

7. 油性大便

当宝宝的大便呈黄色、液状、量多，且像油一样发亮，甚至有时在尿布上或便盆中如油珠一样可以滑动时，表示宝宝摄入食物中脂肪含量过多。这种情况多见于人工喂养的婴儿，一方面可能是食物中的油性物质过多，另一方面可能是选用的代乳品的营养价值过高，脂肪含量过高。因此家长在宝宝的饮食上要多花心思，尤其是在代乳品的选择上，建议选用亚洲奶粉，它们的配方更适合宝宝体质。

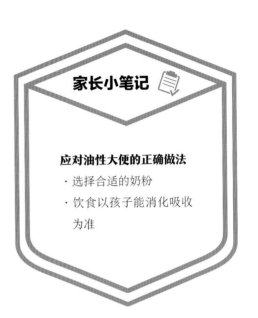

家长小笔记

应对油性大便的正确做法

· 选择合适的奶粉

· 饮食以孩子能消化吸收为准

8. 便秘、羊屎状大便

判断成人便秘一般根据排便次数和频率，但判断宝宝是否存在便秘，方法与成人有些许不同，毕竟宝宝还处在生长发育的初始阶段，各器官功能还在不断完善中，所以家长可根据宝宝拉出的大便是否硬结、拉大便时是否顺畅、肛门有无出血等情况来判断宝宝是否便秘。

便秘、拉羊屎状大便（呈颗粒状，干燥）的情况多见于人工喂养的婴儿，这可能与长期食用奶粉有关，奶粉偏温性，容易上火；但更主要的原因可能还是宝宝脾虚、肠道动力不足，此时还会表现出明显的脸色青黄、舌体肥胖、舌质淡、有齿印。

● **调整饮食**

（1）针对脾虚导致的大便干燥的情况，宜采用健脾补气的药材：

· 太子参

· 党参

· 黄芪

· 红枣

· 桂圆肉

* 须在医生指导下用药

（2）针对肠道热气导致的大便干燥的情况，宜采用行气、消食导滞的方法：

· 四磨汤口服液

* 须在医生指导下用药

●用推拿改善脾虚

（1）应对宝宝脾虚的小儿推拿：

逆时针摩腹

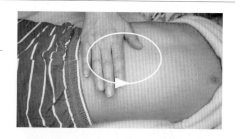

标准定位：脐周大腹部。

推拿方法：用手掌或四指，逆时针按摩脐周大腹部，3分钟。

顺时针摩腹

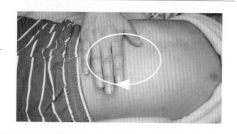

标准定位：脐周大腹部。

推拿方法：用手掌或四指，顺时针按摩脐周大腹部，1分钟。

补大肠经

标准定位：食指桡侧面。

推拿方法：自食指尖推向指根，100～300下。

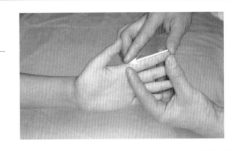

推上七节骨

标准定位：第四腰椎至长强穴连成的一条直线。

推拿方法：用拇指桡侧面或食指、中指二指的指面，自下而上做直推，100～300下。

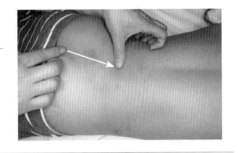

逆揉膊阳池

标准定位：手背腕横纹中点后三寸。

推拿方法：用拇指逆时针揉100～300下。

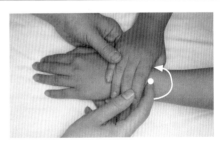

补脾经

标准定位：拇指桡侧缘，或是拇指螺纹面，为补脾经。

推拿方法：循拇指桡侧缘，由指尖向指根方向直推，100～300下。

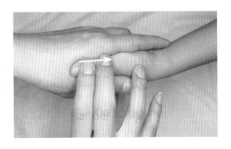

（2）应对肠道热气的小儿推拿方法：

清大肠经

标准定位：食指桡侧面。

推拿方法：自食指根推向指尖，100~300下。

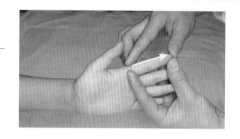

逆时针摩腹

标准定位：脐周大腹部。

推拿方法：用手掌或四指，逆时针按摩脐周大腹部，2分钟。

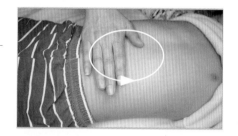

顺时针摩腹

标准定位：脐周大腹部。

推拿方法：用手掌或四指，顺时针按摩脐周大腹部，2分钟。

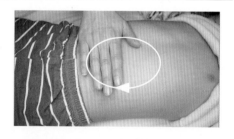

推下七节骨

标准定位：第四腰椎至长强穴连成的一条直线。

推拿方法：用拇指桡侧面或食指、中指二指的指面，自上而下做直推，100~300下。

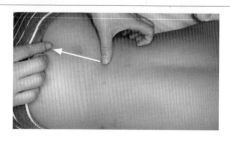

运水入土

推拿方法：自小指尖沿手掌边缘，经小天心运至拇指尖，100~300下。

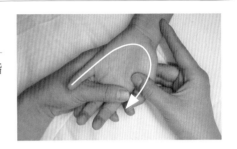

许 医 生 经 验 谈

脾胃功能不佳也会造成排便困难。

广东从化一个9个月大的女宝宝，经常出现排便困难的情况，每次家长就给她吃南瓜、番薯粥，或者用甘油条涂抹肛门……总之，就是想尽办法帮她通大便，女宝宝排出的大便一般是前面硬，后面比较软。

类似这样的案例还有很多，而且绝大多数家长认为是宝宝的体质热，给宝宝喝凉性的东西，喝下去后，大便是通了，但脾气更伤，以后大便就更难拉。

针对这种病症，应该用健脾补气的方法，帮助宝宝提高肠道的蠕动能力，排便困难的情况就能慢慢地改善。

9. 大便有奶瓣

宝宝大便中有奶瓣的现象较为普遍，因为经济条件的改善，现在家长担心的已经不是孩子有没有食物的问题，而是孩子吃得够不够，营养足不足。这样就难免导致机械化的定时定量喂养方式。但是宝宝的消化功能是不完善的，吃得太多、太杂是没有办法及时消化的，所以就会排出有奶瓣的大便，有时也会含有一些蔬菜残渣。

其实家长应该弄清楚孩子的喂养不能完全按照一个指标来进行，孩子也会像成人一样，有时候吃得多一点，有时候吃得少一点，所以不能完全按照食物（如奶粉）的使用说明书来，说明书要求"每天3次"，你就喂足3次，要求"每次2勺"，你就喂足2勺。显然，根据孩子的实际情况灵活调整，才能真正有助于他的健康成长。当你发现孩子已经闹别扭、不想吃了，那就不要再逼他进食。

针对因积食引起的有奶瓣的大便，服用三星汤、炒三仙能起到减轻肠胃负担的作用。

10. 水便分离

宝宝出现排便量和次数有所增加，且水分、残渣都很多的水便分离的症状时，很有可能是患了轮状病毒性肠炎，该疾病是由轮状病毒所致的急性消化道传染病，病原体主要通过消化道传播。而由A组轮状病毒引起的肠炎主要发生在婴幼儿身上，发病高峰在秋季，故名婴儿秋季腹泻。

当宝宝排出水便分离的大便时，家长就不能忽视了，这是宝宝身体丢失大量水分和电解质的表现，会引起脱水或电解质紊乱，应该及时送医就诊。

那日常生活中应该如何防范轮状病毒性肠炎呢？

第一，注重合理的饮食喂养，避免吃得太多、太杂；第二，注意饮食卫生，做好日常用具消毒，包括宝宝的碗、汤匙、奶嘴等；第三，讲究个人卫生，细心看护宝宝并引导他

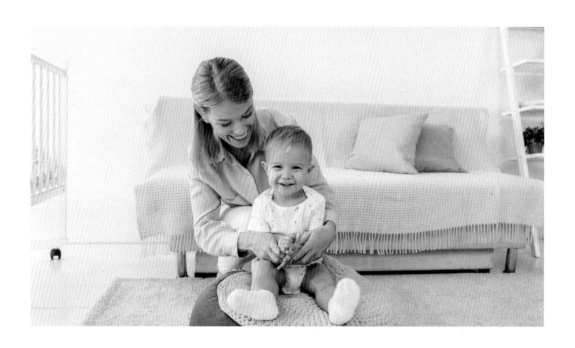

养成良好的卫生习惯，不能咬手、咬玩具等。

用心做好以上三个方面，对守护宝宝健康非常有帮助。

11. 血便

血便的形态多种多样，但一般以红色、黑褐色为主，也可能是大便中夹杂着血丝、血块、血黏液、血黏膜等。有些家长观察到宝宝拉血便就非常紧张，此时首先要排除假性便血的情况。食物、药物的因素会引发假性便血，吃了颜色深红的食物或摄入过多富含铁的食物，如火龙果、猪血、鸡肝、猪肝、菠菜等，又或者是摄入过多铁剂，都会造成宝宝拉血便。

排除上面的情况后，假如孩子出现便稀、大便中含有较多脓血液，并且伴随哭闹、情绪不好、发烧症状，就很大可能是致病因素导致的血便了。与血便相关的常见病症包括细菌性痢疾、感染性腹泻(除菌痢、霍乱以外的感染性腹泻)、出血性小肠炎（暗红色血便且臭味大）、肠套叠（果酱样血便）、消化道出血（柏油样黑色血便）等，这些疾病都较为严重，家长应及时带孩子到医院接受治疗。

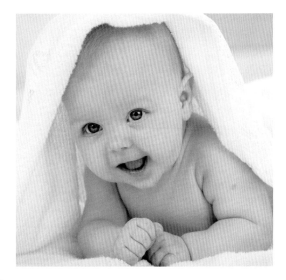

此外，血便的其他原因还可能是肛周开裂（因大便干燥）、乳糖不耐受和蛋白质过敏等。如果是这几种原因，家长也不必惊慌，适当调整孩子的饮食，提升脾胃功能，孩子自然能恢复良好的排便状况。

12. 灰白大便、白色大便

正常的大便是呈黄褐色的，这是因为肝细胞分泌的胆汁进入肝肠循环后，经过一系列化学变化，胆汁中黄绿色的胆黄素变成黄褐色，并随大便排出体外。一旦胆道阻塞，胆汁进入肠道的通道被阻塞，导致消化道内无胆汁，排出的大便就呈灰白陶土样，这可能是患上了先天性胆道闭锁。

如果观察到孩子拉出灰白大便或白色大便，家长就要高度重视，这可能是孩子的肝脏或胆囊存在问题，需尽快到医院诊治。

五、如何有效助消化

1. 三星汤

三星汤是非常温和的，下面的剂量适合任何年龄段的孩子。哺乳期的小宝宝，有必要的时候也是可以喝的，不会有副作用。喝三星汤的时候，可能便便会偏黑，这是正常的，说明肠胃的积食正在得到清理。

原料：

谷芽10g、麦芽10g、山楂5g（1岁以上）；谷芽8g、麦芽8g、山楂3g（1岁以内）。

用量：

1岁以上的孩子，2碗水煎煮成1碗，给孩子喝。

1岁以内的孩子，1碗水煎煮成小半碗，给孩子喝。

可以适当放一点黄糖调味，也可以用炒谷芽、炒麦芽、炒山楂，炒过的更温，味道也不会太酸，只是药店不一定都有。

消化不好时：三星汤+素食，喝2~3天。

日常保健：三星汤+素食，一周喝1次。

注意事项：

不能天天喝、日积月累地喝，过度助消化，孩子也不会强健！

家长不要用三星汤冲奶或者其他饮料给孩子喝，这样混合不好。

2. 炒三仙、焦三仙

在原味三仙的基础上，根据炮制方法的不同，又有炒三仙和焦三仙之分。两者均有健胃消食的功效，常用于饮食积滞、消化不良等症状。与三星汤相比，炒三仙、焦三仙偏温性，特别适合冬季天气冷时给体质虚寒的孩子服用。

●炒三仙

原料：

谷芽10 g、麦芽10 g、山楂3 g。

做法：

（1）分别给谷芽、麦芽除去杂质。

（2）再将谷芽、麦芽和山楂分别置锅内微炒至黄色，取出放凉。

（3）汤锅加入500 mL清水，放入炒过的药材，慢火熬煮至剩50～80 mL即可。

用量：

熬煮出来的汤水可以在一天内分多次饮完，该汤水选用药性温和的药材，适合任何年龄段的孩子。

注意事项：

该疗方是在做了饮食控制后孩子仍然出现积食症状后服用的，不能天天喝，当孩子出现积食时用1～3天即可。

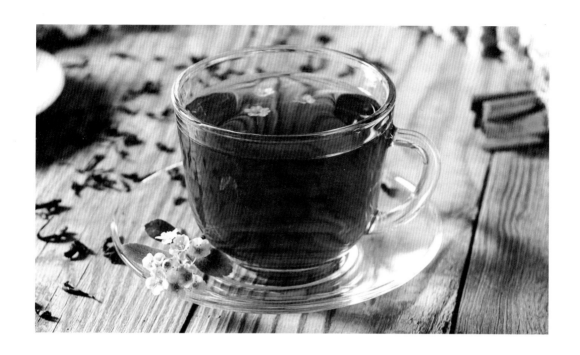

●焦三仙

原料：

焦山楂6 g、焦神曲6 g、焦麦芽6 g。

做法：

分别将药材冲洗1分钟或浸泡10分钟，再加入锅中，倒入三碗水（1 L左右），大火烧开后转小火煎煮至剩小半碗药汤停火，稍微放凉后服用。

功效特点：

文火煎煮后药效释放效率高，有利于吸收。尤其适合因积食引起的舌苔白且厚，脸色发黄，身体瘦小，爱发脾气，睡觉不踏实，腹胀，腹痛，嗳气腐臭，腹泻，大便气味如臭鸡蛋或大便干燥等情况的大人与小孩。

注意事项：

焦三仙是将麦芽、山楂片、神曲炒至焦色，晒干后加工而成的。与炒三仙不同，焦三仙的原料一般能在药房直接购买，所以制作非常方便。炒焦的方法可以起到减毒杀菌、矫正药物不良味道、增加药物疗效的作用，但焦苦口感也较为明显，孩子一般较难接受，家长可以适当哄一下。如果孩子真的不喜欢，也不要过于强迫，用炒三仙即可。

特殊期如感冒发烧应停用。

服用期间应注意饮食清淡，少吃辛辣油腻食物。

3. 保济口服液、保济丸、保和口服液、保和丸

与保济丸、保和丸相比，保济口服液、保和口服液具有容易吞咽的特点，更适合作为促进孩子消化的药物。

●保济口服液

保济口服液是广东地区的王牌药物，主要成分包括钩藤、薄荷、蒺藜、白芷、木香、广东神曲、菊花、广藿香、苍术、茯苓、厚朴、化橘红、天花粉、薏苡仁、葛根、稻芽等，具有消食导滞、行气祛湿的功效。它糅合了三星汤、小儿七星茶、小柴胡三款药物的优势，多用于外感夹滞、暑湿感冒等病症，能改善积食、感冒、湿气重等症状，药效温和，适用于病症初期。

药品信息：

性状：本品为黄棕色至深棕色的澄清液体；味甘，微辛、苦。比较适合小朋友饮用。

功能主治：解表，祛湿，和中。用于腹痛吐泻，嗳食嗳酸，恶心呕吐，肠胃不适，消化不良，舟车晕浪，四时感冒，发热头痛。

规格：每瓶装10 mL。

用法：口服。

贮藏：密封，置阴凉处（不超过20 ℃）。

●保和口服液

保和口服液是一种中药制剂，由半夏、陈皮、茯苓、莱菔子、连翘、六神曲、麦芽、山楂等成分组成，其处方与三星汤相似，具有消食导滞（主要功效）、行气健胃、清凉解表等作用。保和口服液助消化的功效比保济口服液要强，尤其适合有积食的症状。

药品信息

性状：本品为棕红色的液体；气香，味甜、微酸。

功能主治：消食，导滞，和胃。用于食积停滞，脘腹胀满，嗳腐吐酸，不欲饮食。

规格：每瓶装10 mL。

用法：口服。

贮藏：密封，置阴凉处。

●保济丸、保和丸、保济口服液、保和口服液用量须知

市面上售卖的保济丸、保和丸、保济口服液、保和口服液等均有小儿与成人的剂型，如果家长在周边药房买不到适合宝宝使用的剂型，也可以用成人的剂型，只要把握好用量即可。

·半岁~1岁的孩子

每次1/3支/包，1天3次。

·1~3岁的孩子

每次半支/包，1天2~3次。

·3岁以上的孩子

每次半支/包~1支/包，1天2~3次。

* 须在医生指导下用药

注意事项：

积食时，连用1~3天。

保健时，每周1天。

用药时应控制饮食，配合素食更佳。

4. 藿香正气口服液

藿香正气口服液的主要成分有苍术、陈皮、厚朴（姜制）、白芷、茯苓、大腹皮、生半夏、甘草浸膏、广藿香油、紫苏叶油等。当孩子有明显的伤风受凉症状，即口淡、恶心、呕吐、怕冷、鼻塞、流清鼻涕、有泡沫痰等，或者是从孩子的舌苔、口气、大便中发现其有积食时都很适合使用。

药品信息：

性状：本品为棕色的澄清液体；味辛、微甜。

功能主治：解表化湿，理气和中。用于外感风寒、内伤湿滞或夏伤暑湿所致的感冒，症见头痛昏重，胸膈痞闷，脘腹胀痛，呕吐泄泻；胃肠型感冒见上述证候者。

规格：每瓶装10 mL。

用法：口服。

贮藏：密封，置阴凉处。

具体用量：

· 半岁~1岁的孩子

每次1/3支，1天2~3次。

· 1~3岁的孩子

每次半支，1天2次。

·3岁以上的孩子

每次半支，1天2~3次。

＊须在医生指导下用药。

注意事项：

1.藿香类药物剂型有散剂、丸剂、水剂、片剂等多种剂型，日常可按个人需求选用。

2.与保济丸、保和丸、三星汤相比，藿香正气口服液消食导滞、祛风散寒药效较强，适用于寒湿困阻中焦的症状，见效快。

建议服用太极牌藿香正气口服液，其酒精成分含量较低，可避免服用后发生与酒精相关的不适症状，服用安全且口感好，见效快。

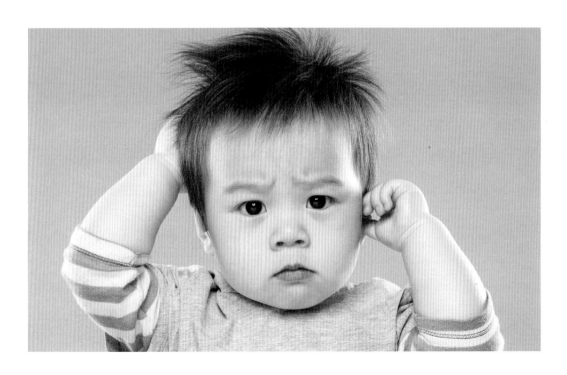

藿香正气口服液是偏温性的，如果孩子已经有明显热相，如感冒、喉咙充血、发烧等症状时，就不太适宜。

5. 大山楂丸

大山楂丸的主要成分有山楂、炒神曲、炒麦芽等，适用于食用过多肥腻导致的积食。但大山楂丸不如三星汤温和，建议在孩子出现明显的积食现象时才服用，因为其消滞力比普通的助消化药物稍微强一点，味道也较酸。

药品信息：

性状：本品为棕红色或褐色的大蜜丸；味酸、甜。

功能主治：开胃消食。用于食欲不振，消化不良。

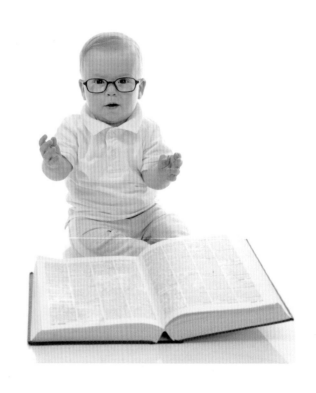

规格：每丸重9 g。

用法：口服。

贮藏：密封。

大山楂丸具体用量：

·小于1岁的孩子

要在医生指导下使用。

·1～3岁的孩子

1天1/3粒，1天1次。

·3岁以上的孩子

1天半粒，1天1次。

注意事项：

消化系统能够帮助人体进行营养的吸收消化，而胃在消化系统中扮演着举足轻重的角色，胃蛋白酶只有在胃部酸度适宜的程度下才会被激活，从而将蛋白质分解为人体能吸收的物质。山楂属于酸性物质，摄入过量时胃中的酸度就会大幅增加，显然会影响胃蛋白酶的作用。因此山楂成分含量较高的大山楂丸虽好，味道酸酸甜甜，但孩子不适合长期食用。要从根本上调理机体的消化功能，还是需要提升脾胃本身的运作水平，药物只能起到辅助作用。

6. 健胃消食片、神曲消食口服液

前面介绍的疗方主要是消积食，而神曲消食口服液、健胃消食片等除了具有消积食的功效外，还能健脾养胃。因为其主要成分包括太子参、陈皮、干淮山、炒麦芽、山楂等，在常用的消积食的药材上增加了具有健胃功效的药材。

但这些药物并不适合作为长期服用的调理药物，建议在孩子饮食调整后并且在服用过三星汤、保济口服液等助消化的调理方后效果还是不明显时再尝试，因为此时孩子的脾胃功能很弱，单纯的消食导滞药物已经起不到很好的作用，需要借助健脾养胃的功效。

药品信息：

性状：本品为浅棕黄色的片或薄膜衣片，也可为异形片，薄膜衣片除去包衣后显浅棕黄色；气微香，味微甜、酸。

功能主治：脾胃虚弱所致的食积，症见不思饮食，嗳腐酸臭，脘腹胀满；消化不良。

用法：口服，可以咀嚼。

贮藏：密封。

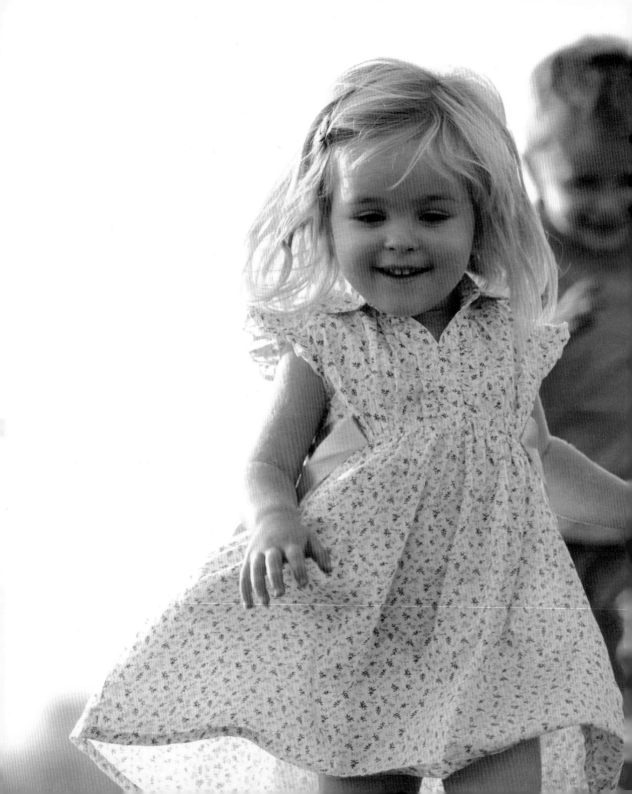

PART 4

提升孩子免疫力，
中医食疗方法多

通过食疗提升孩子的免疫力，让孩子少吃药，少打针。总体饮食原则可概括为不滞胃碍脾，即饮食中要考虑孩子胃的承受能力、脾的消化能力，这样孩子才能真正吸收营养。

一、儿童健脾常用药材、食材

常用食疗中药材

白术　健脾补气，利水消肿

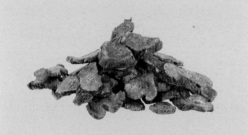

性味：性温，味甘、苦。

常用量：10～15g。

功效解读：可用于治疗脾虚食少、泄泻腹胀、痰饮眩悸、自汗、水肿等。现代常用于治小儿反复呼吸道感染、小儿流涎症、肝病等。

太子参　益气健脾，补肺养胃

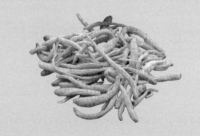

性味：性平，味甘、微苦。

常用量：5～15g。

功效解读：可用于治疗脾虚食少、肺虚咳嗽、倦怠乏力、气虚自汗、头晕心悸、疳积或病后体弱等。现代常用于治儿童反复呼吸道感染、反复性口腔溃疡、大便秘结等。

党参 补中益气，安神益智

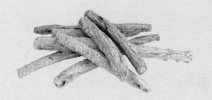

性味： 性微温，味甘。

常用量： 5～10 g。

功效解读： 可用于治疗肺脾气虚、心悸乏力、咳嗽虚喘及内热消渴等。现代常用于治小儿贫血病及其他造血系统疾病、胃溃疡及胃手术后、冠心病及急性高山反应等。

干淮山 健脾养胃，补益肺气

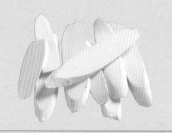

性味： 性平，味甘。

常用量： 10～15 g。

功效解读： 可用于治疗脾虚食少、久泻不止、肺虚咳喘等。现代常用于治小儿疳积、婴幼儿腹泻以及口腔溃疡等。

山楂 消食健胃，增强免疫功能

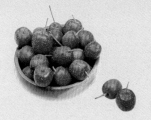

性味： 性微温，味酸、甘。

常用量： 5～10 g。

功效解读： 可用于治疗肉食积滞、胃脘胀痛、泻痢腹痛、疝气疼痛等。现代常用于治消化不良、急性肠炎、心律失常、呃逆等。

炒薏米 健脾渗湿，清热排脓

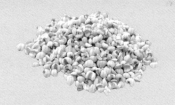

性味： 性温，味甘、淡。

常用量： 5～10 g。

功效解读： 可用于治疗水肿、脚气、小便不利、湿痹拘挛、脾虚泄泻以及肺痈、肠痈等。现代常用于治扁平疣、肿瘤、传染性软疣、各类型湿疹以及慢性阑尾炎等。

茯苓　健脾利水，宁心安神

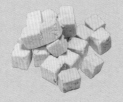

性味：性平，味甘、淡。

常用量：10~30 g。

功效解读：可用于治疗水肿尿少、痰饮眩悸、脾虚食少、便溏泄泻、心神不安以及惊悸失眠等。现代常用于治水肿、急性胃肠炎、精神分裂症、心悸等。

土茯苓　祛湿解毒，免疫调节

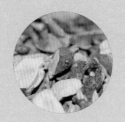

性味：性平，味甘、淡。

常用量：10~15 g。

功效解读：可用于治疗脾虚湿困、关节酸痛、皮肤湿毒等。现代常用于治小儿湿疹、天疱疮、皮癣、顽固性偏头痛、膝关节积液等。

麦芽　消食导滞，抗真菌

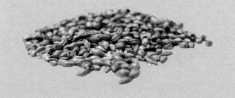

性味：性平，味甘。

常用量：5~10 g。

功效解读：可用于治疗食积不消、脘腹胀痛、呕吐泄泻、食欲不振等。现代常用于治小儿泄泻、消化不良、病毒性肝炎、真菌感染等。

谷芽　消食和中，健脾开胃

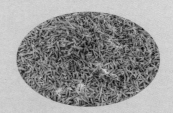

性味：性平，味甘。

常用量：8~15 g。

功效解读：可用于治疗食积胀满、脾虚厌食等。现代常用于病后调护，治消化不良等。

鸡内金　消食积，止遗尿

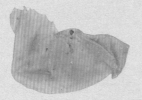

性味：性平，味甘。
常用量：3～10g。
功效解读：可用于治疗消化不良之反胃吐酸、脾虚疳证、遗尿、结石等。现代常用于治各类结石病、小儿佝偻病等。

石斛　养阴清热，益胃生津

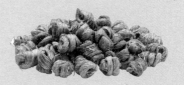

性味：性微寒，味甘、微酸。
常用量：5～15g。
功效解读：常用于治疗热伤津液、低热烦渴、舌红少苔、胃阴不足、口渴咽干、呕逆少食、胃脘隐痛以及肾阴不足等。

玉竹　滋阴润肺，生津养胃

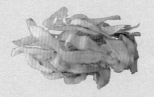

性味：性微寒，味甘。
常用量：10～15g。
功效解读：可用于治疗阴虚感冒、燥咳、阴虚肤燥、热病后伤阴以及小儿厌食等。现代常用于治皮肤干燥综合征等。

佛手　疏肝解郁，理气和中

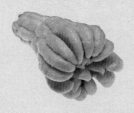

性味：性微温，味甘。
常用量：5～10g。
功效解读：可用于治疗肝郁气滞证以及脾胃气滞、痰湿壅肺等。现代常用于治消化系统疾病。

芡实　补脾胃，止泻

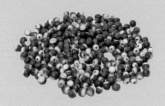

性味：性微温，味甘。

常用量：10～15 g。

功效解读：常用于治疗脾胃虚弱、肾气不固等。现代常用于病后调治，治体弱易病、夜尿频多等。

炒扁豆　健脾化湿，消暑

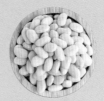

性味：性温，味甘、淡。

常用量：10～15 g。

功效解读：常用于治疗脾胃虚弱及暑湿困脾所致的食欲不振、胸腹胀满、呕吐、腹泻以及暑热感冒等。

黄芪　补中益气，益卫固表

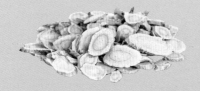

性味：性微温，味甘。

常用量：10～15 g。

功效解读：可用于治疗表虚自汗、气虚乏力、食少便溏、中气下陷、久泻脱肛、久溃不敛、血虚萎黄以及内热消渴等。现代常用于治小儿反复呼吸道感染、消化性溃疡、肝炎等。

川贝母　清热润肺，化痰止咳

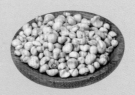

性味：性微寒，味苦、甘。

常用量：2～5 g。

功效解读：可用于治疗肺热燥咳、阴虚劳嗽以及咯痰带血等。现代常用于治呼吸系统疾病、百日咳、小儿慢性咳嗽、消化性溃疡以及单纯性甲状腺肿等。

西洋参　益气健脾，补肺养胃

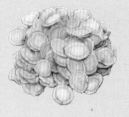

性味：性凉，味甘、微苦。
常用量：3~5g。
功效解读：可用于治疗咽干口渴、低热烦倦、喘咳痰血等。现代常用于治小儿反复呼吸道感染、体质虚弱，重病久病后调理。

麦冬　养阴益气，清心除烦

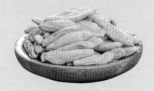

性味：性微寒，味甘、微苦。
常用量：10~20g。
功效解读：可用于治疗肺燥干咳、虚劳咳嗽、津伤口渴、心烦失眠、肠燥便秘以及咽干鼻燥、内热消渴等。现代常用于治呼吸系统疾病、干燥综合征、慢性咽炎等。

百合　润肺止咳，清心安神

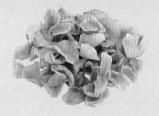

性味：性微凉，味甘。
常用量：5~10g。
功效解读：常用于治疗肺阴虚的燥热咳嗽、劳嗽久咳及热病余热未清之虚烦惊悸、失眠多梦等。

葛根　生津止渴，活血通脉

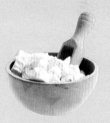

性味：性凉，味甘、辛。
常用量：10~30g。
功效解读：可用于治疗外感发热头痛、口渴、消渴、疹出不透以及热痢、泄泻等。

杜仲   补益肝肾，强筋壮骨

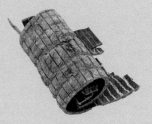

性味：性温，味甘。

常用量：8~15g。

功效解读：常用于治疗腰膝酸痛、跌打扭伤等。现代常用于治系统性红斑狼疮等。

桑寄生   益肝肾，强筋骨

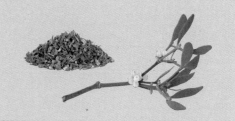

性味：性微温，味甘。

常用量：5~10g。

功效解读：常用于治疗风湿痹痛、腰膝酸软等。

冬虫夏草   扶正益气，补肺平喘

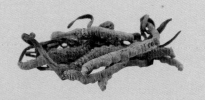

性味：性温，味甘。

常用量：0.5~10g。

功效解读：可用于治疗久咳虚喘、劳嗽咯血以及腰膝酸软等。现代常用于治心律失常、慢性肝炎等。

海马   补肾壮阳，活血消肿

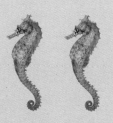

性味：性微温，味甘。

常用量：5~10g。

功效解读：常用于治疗肾虚作喘、遗尿、尿频、跌扑损伤、外伤出血等。

生地 清热凉血，养阴生津

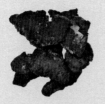

性味：性寒，味甘、苦。
常用量：10~15g。
功效解读：可用于治疗热风伤阴、舌绛烦渴、发斑发疹、吐血衄血以及咽喉肿痛等。现代常用于治免疫功能低下性疾病、血小板减少性紫癜等。

灵芝 滋补强壮，养心安神

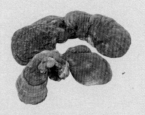

性味：性平，味甘。
常用量：5~15g。
功效解读：常用于治疗虚劳、失眠、咳嗽、气喘以及消化不良等。现代常用于治慢性支气管炎、神经衰弱、病毒性肝炎、白细胞减少症等。

三七 补血活血，扶正祛邪

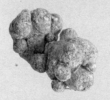

性味：性温，味甘、微苦。
常用量：3~8g。
功效解读：可用于治疗吐血、衄血、咯血、外伤出血、跌打损伤、瘀滞肿痛、痈疡疮毒等。现代常用于治出血症、小儿急性肾炎、急性坏死性小肠炎、跌打损伤、慢性肝炎等。

白果 润肺益脾，止咳平喘

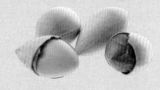

性味：性平，味甘、微苦、涩，有小毒。
常用量：10g。
功效解读：现代常用于治疗肺虚喘咳、哮喘、肾气不固之遗尿、尿频、脾肾两虚之腹泻等。

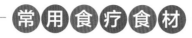

常 用 食 疗 食 材

●常用的五谷杂粮

粳米　健脾补气，利水消肿

性味： 性平，味甘。
常用量： 30～50 g。
食法： 煮粥、煲汤、煎饼、做包子等。
营养成分： 含有淀粉、蛋白质、脂肪、多种有机酸、无机盐以及少量B族维生素等成分。
功效解读： 常用于治疗婴儿吐乳、脾虚烦闷、消渴、小便不畅、尿频、消瘦、泄泻以及下痢便血等。

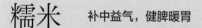

糯米　补中益气，健脾暖胃

性味： 性温，味甘。
常用量： 30～50 g。
食法： 煮粥、煲汤、煎饼、做包子等。
营养成分： 含有蛋白质、脂肪、糖类、磷、铁、钙、维生素B_1、维生素B_2、淀粉等成分。
功效解读： 常用于治疗腰痛、消渴、自汗、泄泻等。

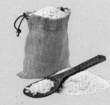

粟米　健脾和肾，滋阴退热

性味： 性凉，味甘、咸。
常用量： 30～100 g。
食法： 煮粥、煲汤、煎饼等。
营养成分： 干品含有脂肪、总氮、蛋白氮、多种氨基酸以及蛋白质；鲜品含有多种氨基酸、少量胡萝卜素、叶黄素等。
功效解读： 常用于治疗小儿肝吸虫病、脾胃气弱、食不消化、反胃呕吐、消渴口干、腰膝酸软、小便不利、腹痛泻痢以及水火烫伤等。

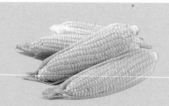

高粱 益气温中，健脾和胃

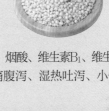

性味： 性温，味甘、涩。
常用量： 30～50 g。
食法： 煮粥、煲汤、煎饼等。
营养成分： 含有葡萄糖、粗纤维、蛋白质、脂肪、磷、铁、钙、烟酸、维生素B_1、维生素B_2等成分。
功效解读： 常用于治疗消化不良、鹅口疮、脾胃虚寒、腹痛腹泻、湿热吐泻、小便不利、霍乱吐泻等。

荞麦 开胃宽肠，下气消积

性味： 性凉，味甘。
常用量： 10～50 g。
食法： 煲汤、做包子、研末外用等。
营养成分： 含有蛋白质、脂肪、对人体有益的油酸及少量芦丁等。
功效解读： 常用于治疗肠胃积滞、腹痛泄泻、搅肠痧、噤口痢、齿游丹、痈疽发背、火烫伤、瘰疬、自汗等。

大麦 益气健脾，和胃调中

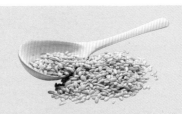

性味： 性凉，味甘、咸。
常用量： 10～50 g。
食法： 煮粥、煲汤、煎饼、做包子等。
营养成分： 含有脂肪、蛋白质、碳水化合物、钙、磷、铁、B族维生素等成分，还有少量淀粉酶、水解酶、蛋白质分解酶、尿囊素等。
功效解读： 常用于治疗小儿积滞、疳积、腹泻、脘腹闷胀、小便淋痛、烫伤、浮肿、顽固性溃疡、慢性骨髓炎、急性咽喉炎等。

小麦　养心安神，益肾补虚

性味：性凉，味甘。

常用量：20~50 g。

食法：煮粥、煲汤、煎饼、做包子等。

营养成分：含有较多淀粉、糖、粗纤维、蛋白质、脂肪酸，还含有少量B族维生素、维生素E、β-谷甾醇、卵磷脂等成分。

功效解读：常用于治疗胃痛、腹泻、小儿口腔炎、失眠、多汗、浮肿、烫伤、外伤出血等。

燕麦　补益脾胃，敛汗止血

性味：性平，味甘。

常用量：10~30 g。

食法：煮粥、煲汤、煎饼、做包子等。

营养成分：含有淀粉、蛋白质、脂肪、维生素等成分，特别是其脂肪、蛋白质含量为大米的20倍。

功效解读：常用于治疗病后体虚、自汗、盗汗、纳差、便秘、出血等。

西米　健脾养胃，补肺化痰

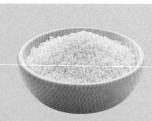

性味：性平，味甘。

常用量：30~50 g。

食法：煮粥、煲汤、饮品、做糕点等。

营养成分：含有淀粉、糖类、蛋白质等。

功效解读：常用于治疗脾胃虚弱、消化不良、肺气不足以及慢性咳喘等。

芸豆　健脾壮肾，增强食欲

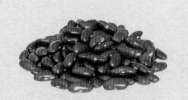

性味：性平，味甘。
常用量：20～50 g。
食法：煮粥、煲汤等。
营养成分：含有丰富的蛋白质、B族维生素、钙、铁等。
功效解读：可用于调理心脏疾病、肿瘤、肥胖等。

黄豆　健脾宽中，祛湿利尿

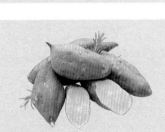

性味：性平，味甘。
常用量：20～50 g。
食法：煮粥、煲汤、煎饼、做包子、榨汁等。
营养成分：含有大量蛋白质、不饱和脂肪酸、亚油酸、卵磷脂、钙、磷、铁、多种维生素、叶酸、烟酸、维生素H以及大豆异黄酮等成分。
功效解读：常用于治疗疳积泻痢、腹胀消瘦、疮痈肿毒、单纯性消化不良、贫血萎黄等。

番薯　补中和血，宽肠通便

性味：性平，味甘。
常用量：30～200 g。
食法：煮粥、煲汤、煎饼、做包子、蒸熟食用等。
营养成分：含有糖类、蛋白质、钙、磷、淀粉、纤维素以及多种维生素，其中维生素A、维生素C的含量超过胡萝卜及某些水果。
功效解读：常用于治疗大便秘结、厌食、生疮等。

马铃薯 和胃调中，健脾益气

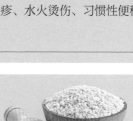

性味：性平，味甘。

常用量：20～150 g。

食法：煮、炒、煎食，煲汤，磨泥等。

营养成分：含有糖类、粗纤维、蛋白质、脂肪、磷、铁、钙、胡萝卜素以及维生素C等成分。

功效解读：常用于治疗胃及十二指肠溃疡、腮腺炎、皮肤湿疹、水火烫伤、习惯性便秘、寻常疣及疮疖红肿等。

芝麻 补肝肾，润肠燥

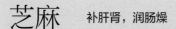

性味：性平，味甘。

常用量：15～30 g。

食法：生食、榨油、磨粉、炒食、煲汤等。

营养成分：含有大量脂肪油、芝麻素、芝麻酚、叶酸、维生素E、果糖、蛋白质、有机酸、葡萄糖等成分，还含有大量的钙。

功效解读：可用于治疗肝肾虚损、眩晕耳鸣、腰膝酸软、四肢无力、血虚津亏、肠燥便秘等。

赤小豆 利水除湿，宽肠理气

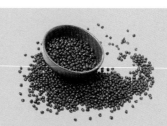

性味：性微凉，味甘、微酸。

常用量：30～150 g。

食法：煮粥、煲汤、煎饼、榨汁等。

营养成分：含有蛋白质、脂肪、碳水化合物、粗纤维、钙、磷、铁、B族维生素、烟酸等成分。

功效解读：常用于治疗水肿、脚气、泻痢等。

绿豆　清热解毒，消暑利水

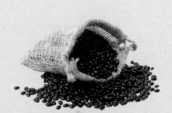

性味：性微寒，味甘。
常用量：15～30 g。
食法：煮粥、煲汤、煎饼、榨汁等。
营养成分：含有丰富的蛋白质，主要为球蛋白、卵磷脂，还有少量钙、磷、铁、烟酸、胡萝卜素及维生素B$_2$等成分。
功效解读：常用于治疗暑热烦渴、外感发热、痱子、胃肠炎等。

黑豆　清热解毒，养肝明目

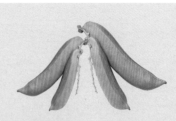

性味：性平，味甘。
常用量：20～100 g。
食法：煮粥、煲汤、榨汁等。
营养成分：含有丰富蛋白质，还有脂肪、糖类、胡萝卜素、多种微量元素、维生素A、维生素B$_1$以及生物碱等。
功效解读：常用于治疗水肿胀满、风毒脚气、黄疸浮肿、风痹痉挛、婴儿湿疹以及消渴腰痛、耳鸣耳聋等。

刀豆　温中下气，健脾利肠

性味：性温，味甘。
常用量：10～30 g。
食法：炒菜、蒸熟食用等。
营养成分：含有脲酶、血球凝集素、刀豆氨酸、蛋白质、脂肪及淀粉等。
功效解读：常用于治疗虚寒呕吐、虚寒呃逆、百日咳、痰喘、小儿疝气、肾虚腰痛、腹胀腹泻、鼻炎、消化性溃疡等。

蚕豆　健脾化湿，补中益气

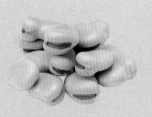

性味： 性平，味甘。
常用量： 10～20 g。
食法： 煮粥、煲汤等。
营养成分： 含蛋白质、脂肪、碳水化合物、维生素B$_2$等。
功效解读： 常用于治疗小儿脓疱疮、腹泻、水肿、胃炎、咯血、衄血等。

豌豆　调和营卫，补益中气

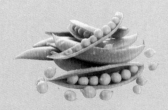

性味： 性平，味甘。
常用量： 15～150 g。
食法： 煮粥、煲汤等。
营养成分： 含有植物凝集素、止权素、赤霉素A$_{20}$、蛋白质、脂肪、胡萝卜素、维生素B$_2$、烟酸等。
功效解读： 常用于治疗痘疮、霍乱转筋、脚气、痈肿、呃逆呕吐等。

花腰豆　补血益气，提高免疫力

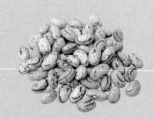

性味： 性平，味甘。
常用量： 15～150 g。
食法： 煮粥、煲汤等。
营养成分： 含有维生素A、B、C及E和丰富的抗氧化物，蛋白质、食物纤维、铁、镁和磷等。
功效解读： 适合气虚、阳虚体质者食用。

●适合虚寒体质的性温、性平蔬菜

南瓜　补中益气，驱蛔虫

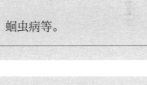

性味： 性温，味甘。

食法： 蒸食、煮食。

营养成分： 含有瓜氨酸、精氨酸、腺嘌呤、胡萝卜素、B族维生素、维生素C、淀粉、葡萄糖、蔗糖、戊聚糖、甘露醇、钙、铁等成分。

功效解读： 用于治疗脾虚气弱、营养不良、肺痈咯脓痰、蛔虫病等。

大蒜　消食理气，解毒杀虫

性味： 性温，味辛、甘。

食法： 生食、煨食、煮粥、煎汤、捣泥做丸服。

营养成分： 含有钙、磷、铁、维生素B$_1$、维生素C、胡萝卜素、挥发油、大蒜皂苷等。

功效解读： 用于治疗脘腹冷痛、饮食积滞、食物中毒、呕吐腹泻、肠胃不和、痢疾、蛲虫病、钩虫病、肺痨、百日咳等。

葱　发表，通阳，解毒

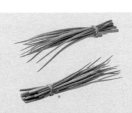

性味： 性温，味辛。

食法： 煎汤、煮粥、做调味品。

营养成分： 含有挥发油，油中主要成分为蒜素，含维生素C、维生素B$_1$、维生素B$_2$、烟酸、胡萝卜素、多糖、钙、镁、铁等成分。

功效解读： 用于治疗感冒风寒、恶寒发热、无汗、头痛、阴寒内盛的腹痛、二便不通、虫积内阻、痢疾等。

韭菜　温中开胃，降逆散瘀

性味：性温，味辛、甘。

食法：榨汁、炒菜、作馅、煮汤。

营养成分：含有胡萝卜素、B族维生素、维生素C、纤维素、钙、铁、磷、挥发油、苷类、硫化物等。

功效解读：常用于治疗胃寒泛酸、打嗝，肾阳不足所致之腰膝酸软、遗尿以及胸痹痛内有血瘀者等。

大芥菜　温中健胃，散寒解表

性味：性温，味辛。

食法：煎汤、榨汁、炒食。

营养成分：含有钙、铁、维生素B_1、维生素B_2、维生素C、胡萝卜素、烟酸等成分。

功效解读：用于治疗寒痰咳嗽，胸膈不利、胃寒少食、感冒风寒、头痛、咳嗽等。

芫荽　健胃理气，发汗透疹

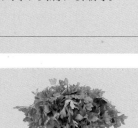

性味：性温，味辛。

食法：煎汤、拌食、做调味品。

营养成分：含有维生素C、钾、钙、挥发油、苹果酸钾、甘露醇、黄酮类等。

功效解读：用于治疗脾胃不和、食欲不振、感冒风寒、发热无汗、麻疹透发不畅等。

辣椒　温中健胃，散寒燥湿

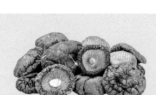

性味：性温，味辛。
食法：煎炒、煮食、研末服或生食。
营养成分：含有辣味成分，主要为辣椒碱、二氢辣椒碱，另含挥发油、钙、磷、丰富的维生素C、胡萝卜素、辣椒红素等。
功效解读：用于治疗脾胃虚寒、食欲不振、腹部有冷感、泻下稀水、寒湿郁滞、少食苔腻、身体困倦、肢体酸痛、感冒风寒、恶寒无汗等。

洋葱　健胃消食，理气宽中

性味：性温，味甘、微辛。
食法：榨汁、炒菜吃。
营养成分：含有维生素B₁、维生素B₂、维生素C和胡萝卜素、钙、磷、铁、咖啡酸、桂皮酸、芥子酸、原儿茶酸、槲皮素、多糖；含挥发油、前列腺素A及能激活血溶纤维蛋白活性的成分。
功效解读：用于治疗饮食减少、腹胀、腹泻。

香菇　益气补血，健脾开胃

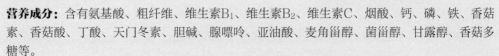

性味：性平，味甘。
食法：煎汤、煮食。
营养成分：含有氨基酸、粗纤维、维生素B₁、维生素B₂、维生素C、烟酸、钙、磷、铁、香菇素、香菇酸、丁酸、天门冬素、胆碱、腺嘌呤、亚油酸、麦角甾醇、菌甾醇、甘露醇、香菇多糖等。
功效解读：用于治疗脾胃虚弱、食欲减退、少气乏力。现代也用于治疗佝偻病、肿瘤等。

胡萝卜 补脾消食，补肝明目

性味： 性平，味甘。

食法： 煎汤、煮熟、炒菜食、生食、榨汁。

营养成分： 含有丰富的蔗糖、胡萝卜素、维生素B_1、维生素B_2、叶酸、多种氨基酸（以赖氨酸含量为多）、甘露醇、木质素、果胶、槲皮素、山柰酚、少量挥发油、咖啡酸、没食子酸及硼、钙、磷、铜、铁、氟、锰、钴等成分。

功效解读： 用于治疗消化不良、食积胀满、大便热结、肝虚目暗、夜盲、小儿疳疾目昏、小儿麻疹发热、百日咳等。

●可偶尔少量食用的凉性蔬菜

蘑菇 补脾益气，润燥化痰

性味： 性微寒，味甘。

食法： 煎汤、煮食、研末服。

营养成分： 含有蛋白质、糖类、粗纤维、钠、钾、钙、磷、铁、铜、锌、锰、氟、多糖、叶酸、烟酸、胡萝卜素、生物素、多种维生素及氨基酸。

功效解读： 用于治疗脾胃虚弱、食欲不振、体倦乏力、咳嗽气逆。现代可用于治疗传染性肝炎、白细胞减少症等。

草菇 补脾益气，清暑热

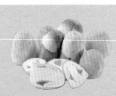

性味： 性凉，味甘。

食法： 煮食、炒食。

营养成分： 含有蛋白质、维生素C、对氨基苯甲酸、D-甘露醇、D-山梨醇和多种氨基酸。

功效解读： 用于治疗脾虚气弱、抵抗力低下、伤口愈合缓慢、夏季暑热、心烦等。

●适合虚寒体质的性温、性平荤食

鸡肉　　温中健脾，益气养血

性味： 性温，味甘。

食法： 煮、炒、蒸、炖、煎食。

营养成分： 富含蛋白质、多种微量元素及维生素、烟酸、少量脂肪等。

功效解读： 常用于治疗病后调补，治脾胃虚弱、气血不足等。但实证、热证、邪毒未清者不宜用。

带鱼　　补脾益气，益血补虚

性味： 性温，味甘。

食法： 蒸、煎食。

营养成分： 含蛋白质、脂肪，维生素B$_1$、维生素B$_2$和烟酸、钙、磷、铁、碘等。

功效解读： 用于治疗营养不良、毛发枯黄、病毒性肝炎、食欲不振、恶心、体倦等。

鲫鱼　　补脾开胃，利水除湿

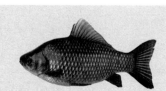

性味： 性温，味甘。

食法： 煎汤、煨食、蒸食、入菜肴。

营养成分： 含蛋白质、脂肪、维生素、烟酸、钙、磷、铁等成分。

功效解读： 用于治疗脾胃虚弱、少食乏力、呕吐、腹泻、脾虚水肿、小便不利、气血虚弱、便血等。

海虾　补肾，益脾胃

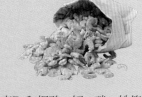

性味： 性温，味甘、咸。
食法： 炒食、煮汤、做虾酱。
营养成分： 含蛋白质、脂肪、维生素A、维生素B_1、维生素B_2和烟酸、钙、磷、铁等。
功效解读： 用于治疗肾虚、气血不足等。

河虾　补肾，益气血

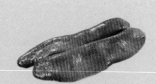

性味： 性温，味甘。
食法： 煮汤、油炸、烧菜、研末。
营养成分： 含有蛋白质、脂肪、维生素A、维生素B_1、维生素B_2、烟酸、钙、磷、铁等成分。
功效解读： 用于治疗肾虚、气血虚弱等。

猪脾　益脾胃，助消化

性味： 性平，味甘。
食法： 蒸、炒食、煲汤。
营养成分： 含蛋白质、钙、钾、锌、磷、铁、镁、维生素E、脂肪、碳水化合物等。
功效解读： 多用于治疗小儿脾胃虚弱、饮食不化、食欲减退等。

猪肉　滋阴润燥，补血

性味： 性平，味甘。

食法： 煮汤、入菜肴。

营养成分： 肥肉主要含脂肪，少量蛋白质、磷、钙、铁等；瘦肉主要含蛋白质、脂肪、维生素B₁、维生素B₂、磷、钙、铁等。

功效解读： 用于治疗温热病后、热退津伤、口渴喜饮、肺燥咳嗽、干咳痰少、咽喉干痛、肠道干燥、大便秘结、气血虚亏、羸瘦体弱等。

乌骨鸡　清虚热，益脾补中

性味： 性温，味甘。

食法： 煮食、蒸食，做丸或散。

营养成分： 含有丰富的蛋白质、多种氨基酸、多种维生素、烟酸、多种微量元素、少量脂肪等。

功效解读： 用于治疗肝肾阴虚、盗汗、口渴、脾胃虚弱、中气不足、腹泻、久痢、饮食减少等。

牛肉　补脾胃，强筋骨

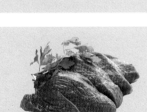

性味： 性温，味甘。

食法： 煮汤、入菜肴。

营养成分： 含蛋白质、脂肪、维生素、磷、钙、铁、多种氨基酸等。

功效解读： 用于治疗虚损羸瘦、脾虚少食、水肿、筋骨不健、腰膝酸软等。

鸡蛋　　除烦安神，补脾和胃

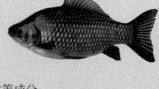

性味：性平，味甘。

食法：煎、炒、蒸、煮食。

营养成分：含蛋白质、多种氨基酸、脂肪、铁、钙、多种维生素、烟酸等成分。

功效解读：用于治疗血虚、眩晕、夜盲、病后体虚、营养不良、阴血不足、失眠烦躁、心悸、肺胃阴伤、失音咽痛或呕逆等。

鲫鱼　　补脾开胃，利水除湿

性味：性平，味甘。

食法：煎、蒸食、炖汤。

营养成分：含蛋白质、脂肪、维生素、烟酸、钙、磷、铁等成分。

功效解读：用于治疗脾胃虚弱、少食乏力、呕吐或腹泻；脾虚水肿、小便不利、气血虚弱、便血、痔疮出血等。

桂花鱼　　健脾益气，开胃消食

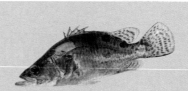

性味：性平，味甘。

食法：煎汤、入菜肴。

营养成分：含蛋白质、脂肪、维生素B_1、维生素B_2和烟酸、钙、磷、铁、碘等。

功效解读：用于治疗脾胃虚弱、少食腹泻、营养不良、脾虚水肿等。

银鱼　益脾胃，补气润肺

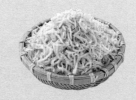

性味： 性平，味甘。

食法： 煮汤、入菜肴。

营养成分： 含蛋白质、脂肪、钙、磷、铁，维生素B$_1$、维生素B$_2$、烟酸等。

功效解读： 用于治疗脾胃虚弱、消化不良、小儿疳积、营养不良、虚劳咳嗽、干咳无痰等。

鲈鱼　益脾胃，补肝肾

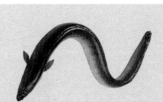

性味： 性平，味甘。

食法： 煎汤、入菜肴。

营养成分： 含蛋白质、脂肪、钙、磷、铁、铜、维生素A、维生素B$_1$、维生素B$_2$和烟酸等。

功效解读： 用于治疗脾胃虚弱、食少体倦、气血不足、伤口久不愈合、脾虚水肿、肝肾不足、筋骨不健等。

白鳝　补虚益血，祛风湿

性味： 性平，味甘。

食法： 煮食、煎汤、研末。

营养成分： 含蛋白质、脂肪、钙、磷、铁，维生素A、维生素B$_1$、维生素B$_2$、维生素C、烟酸、多糖等。

功效解读： 用于治疗虚损劳瘵、骨蒸发热、消瘦体倦、小儿疳积、风湿痹痛、脚气肿痛等。

泥鳅　补脾益气，除湿兴阳

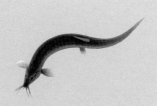

性味：性平，味甘。

食法：煎汤、煮食。

营养成分：含蛋白质、脂肪、钙、磷、铁、维生素A、维生素B$_1$、维生素B$_2$和烟酸等。

功效解读：用于治疗脾虚瘦弱、黄疸、小便不利、肾气不足、痔疮、疮癣瘙痒等。

鲩鱼　补脾暖胃，平降肝阳

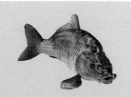

性味：性平，味甘。

食法：煎汤、煨食、入菜肴。

营养成分：含有丰富的不饱和脂肪酸、维生素A、维生素E、烟酸、硒、镁、钙、磷、钾等。

功效解读：常用于治疗虚劳、风虚头痛、肝阳上亢、头痛等。

●适合虚寒体质的性温、性平水果

核桃　温肺定喘，润肠

性味：性温，味甘。

食法：生食、煎水、煲汤、研末吞服。

营养成分：含有脂肪酸、蛋白质、碳水化合物及钙、磷、铁等矿物质。

功效解读：用于治疗肾虚喘嗽、腰痛脚弱、小便频数、皮肤湿疹、大便干结等。

松子　补虚益血，润肺滑肠

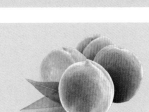

性味： 性温，味甘。

食法： 生食或熟食，亦宜做丸剂。

营养成分： 含大量脂肪油（油酸、亚油酸酯）、棕榈碱、蛋白质、挥发油等成分。

功效解读： 用于治疗血虚阴亏、虚赢少气、肺燥咳嗽、干咳痰少、肠燥便秘等。

桃子　养阴生津，润肠燥

性味： 性温，味甘、酸。

食法： 生食、蒸食、做果脯。

营养成分： 含葡萄糖、果糖、蔗糖、维生素C、烟酸、苹果酸、柠檬酸、钙、磷、铁、钾、钠等成分。

功效解读： 用于治疗胃阴不足、口中干渴、肠道燥热、大便干结不利等。

杨梅　生津止渴，和胃止呕

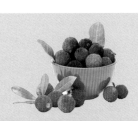

性味： 性温，味甘、酸。

食法： 生食、煎汤服。

营养成分： 含葡萄糖、果糖、柠檬酸、苹果酸、草酸、乳酸和丰富的维生素C等成分。

功效解读： 用于治疗胃阴不足、口中干渴、胃气不和、饮食不消、呕逆少食、腹泻、痢疾等。

杏子　润肺定喘，生津止渴

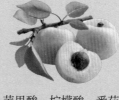

性味：性温，味酸、甘。

食法：生食、做果脯。

营养成分：含糖、蛋白质、钙、磷、胡萝卜素、维生素C、苹果酸、柠檬酸、番茄烃等成分。

功效解读：用于治疗胃阴不足、口中干渴、肺经燥热、咳嗽咽干等。

菠萝　生津止渴，助消化

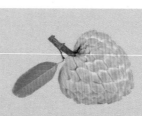

性味：性平，味甘、微酸。

食法：生食、榨汁、炒食、煲汤。

营养成分：含有脂肪、蛋白质、碳水化合物、粗纤维、钙、磷、铁、胡萝卜素、维生素B_1、维生素B_2、维生素C、烟酸、有机酸等。

功效解读：可用于治积滞所致之腹泻、消化不良，胃阴不足之口干烦渴等。菠萝含有丰富的菠萝蛋白酶，能分解蛋白质，帮助消化，尤其是过食肉类及油腻食物之后，吃些菠萝更为适宜。

番荔枝　生津止渴，助消化

性味：性温，味甘、酸。

食法：生食、榨汁、煲汤。

营养成分：含有氨基酸、果糖、蛋白质、有机酸、葡萄糖等成分，尚含有胡萝卜素、矿物质等。

功效解读：可用于治小儿腹泻、暑热烦渴等。

榛子　　补脾益气，润肠止泻

性味： 性平，味甘。
食法： 生食、煨、炒食、煲汤。
营养成分： 含有脂肪、蛋白质、淀粉、糖类、多种维生素、脂肪酶等成分。
功效解读： 可用于治脾胃虚弱、少食乏力、便溏腹泻等。

莲子　　补脾益胃，养心安神

性味： 性平，味甘、涩。
食法： 以熟食为主，或入丸、散。
营养成分： 含多量淀粉，并含棉籽糖、蛋白质、脂肪、天门冬素、钙、铁等。
功效解读： 用于治疗脾胃虚弱、食欲减退、泻痢不能食、脾虚腹泻、虚烦不眠等。

波罗蜜　　益胃生津，止渴

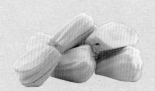

性味： 性温，味甘。
食法： 生食、榨汁。
营养成分： 果肉含糖、有机酸、维生素C、钙、磷、铁、钾、菠萝蛋白酶等成分。
功效解读： 可用于治疗胃阴不足、口中干渴等。

金橘　生津消食，化痰利咽

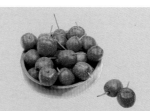

性味：性温，味辛、甘、酸。

食法：带皮吃，可用糖或蜜腌渍后食。

营养成分：含有金柑苷及丰富的维生素C等。

功效解读：可用于治疗脘腹胀满、咳嗽痰多、烦渴、咽喉肿痛、胸闷郁结、不思饮食、伤食饱满、急慢性气管炎、肝炎、胆囊炎等，可增强机体的抗寒能力。

山楂　健胃消食，活血化瘀

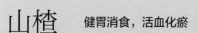

性味：性微温，味酸、甘。

食法：生食、煎汤、熬膏，做丸、散。

营养成分：含酒石酸、枸橼酸、山楂酸、齐墩果酸、黄酮类、胡萝卜素、维生素C、烟酸、糖类、蛋白质、脂肪、解脂酶、钙、铁等成分。

功效解读：用于治疗肉食或乳食积滞、胀满腹痛或腹泻、疝气偏坠胀痛等。

龙眼　补脾益胃，养血安神

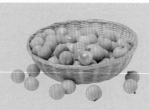

性味：性温，味甘。

食法：生食、煎汤、熬膏。

营养成分：含葡萄糖、蔗糖、蛋白质、脂肪、维生素C、磷、钙、铁、酒石酸、腺嘌呤、胆碱等成分。

功效解读：用于治疗脾胃虚弱、食欲不振、气血不足、体虚乏力、心脾血虚、失眠健忘、惊悸不安等。

荔枝　生津止渴，补脾益血

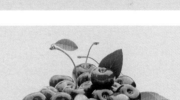

性味： 性温，味甘、微酸。

食法： 生食、煎汤。

营养成分： 荔枝肉含葡萄糖、蔗糖、蛋白质、脂肪、胡萝卜素、维生素C、叶酸、柠檬酸、苹果酸、钙、磷、铁、精氨酸、色氨酸等成分。

功效解读： 用于治疗胃阴不足、口渴咽干、脾虚少食、腹泻、血虚心悸等。

樱桃　益脾养胃，滋养肝肾

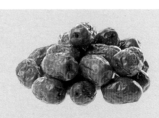

性味： 性温，味甘、酸。

食法： 生食、煎汤、蜜渍。

营养成分： 含糖、枸橼酸、酒石酸、胡萝卜素、维生素C、铁、钙、磷等成分。

功效解读： 用于治疗脾胃虚弱、少食腹泻、脾胃阴伤、口舌干燥、肝肾不足、腰膝酸软、四肢乏力、血虚、头晕心悸、面色不华等。

大枣　补脾益气，养血安神

性味： 性温，味甘。

食法： 生食、煎汤、煮粥、做丸。

营养成分： 含糖类、蛋白质、脂肪、有机酸、胡萝卜素、维生素C、钙、磷、铁等成分。

功效解读： 用于治疗脾胃虚弱、中气不足、体倦无力、食少便溏、血虚萎黄及消瘦、精神不安等。

无花果　补脾益胃，润肺利咽

性味：性平，味甘。

食法：生食、煎汤、炖食。

营养成分：含葡萄糖、果糖、蔗糖、蛋白质、柠檬酸、琥珀酸、丙二酸、草酸、苹果酸、植物生长激素、淀粉糖化酶、脂肪酶、胶质、甾类、维生素C、钙、磷等成分。

功效解读：用于治疗脾胃虚弱、消化不良、肺经燥热、咽喉疼痛、咳嗽、肠燥便秘、脱肛等。

栗子　补肾强腰，益脾胃

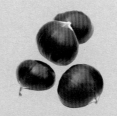

性味：性温，味甘、咸。

食法：生食或熟食。

营养成分：含蛋白质、脂肪、淀粉、糖类、脂肪酶等成分。

功效解读：用于治疗肾气虚亏、腰脚无力、脾胃虚弱、脾肾阳虚、便溏腹泻、久泻不止、便血等。

花生　补脾益气，润肺化痰

性味：性平，味甘。

食法：生食、生研冲服、炒熟食或煮熟食。

营养成分：种仁含丰富的脂肪油，油中含有多种脂肪酸的甘油酯，其不饱和脂肪酸占80%以上，含丰富的蛋白质、氨基酸、卵磷脂、嘌呤、胆碱、胡萝卜素、维生素B_5、钙、磷、铁、固醇、三萜皂苷、纤维素等；种皮含脂质、固醇、鞣质等。

功效解读：用于治疗脾虚少食、消瘦乏力、小儿营养不良、久咳肺虚、肺痨咳嗽、大便燥结、紫癜等。

苹果　　清热除烦，益脾止泻

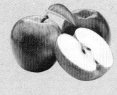

性味： 性平，味甘、微酸。

食法： 生食、榨汁、熬膏，或以干品研末、煎汤。

营养成分： 含蔗糖、还原糖、苹果酸、柠檬酸、酒石酸、奎宁酸、醇类、果胶、维生素C、钾、钠等成分。

功效解读： 用于治疗烦热口渴、消化不良、脾阴不足、少食腹泻等。

木瓜　　补益脾胃，消食驱虫

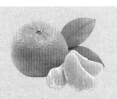

性味： 性温，味甘。

食法： 生食、煮食、煎汤、榨汁。

营养成分： 成熟果实含葡萄糖、果糖、蔗糖、胡萝卜素、维生素C、酒石酸、枸橼酸、苹果酸等，未成熟果实的汁液含番木瓜蛋白酶、脂肪酶。

功效解读： 用于治疗脾胃虚弱、食欲不振、消化不良、饮食积滞、脘腹疼痛以及绦虫、蛔虫等寄生虫病。

●可偶尔食用的凉性水果

橘子　　生津止渴，助消化

性味： 性凉，味甘、酸。

食法： 生食、榨汁。

营养成分： 含橙皮苷、柠檬酸、苹果酸、葡萄糖、果糖、蔗糖、维生素B_1及维生素C和胡萝卜素等成分。

功效解读： 用于治疗胃阴不足、口中干渴、饮酒过度、消化不良、呕逆少食、咳嗽等。

甜橙　生津止渴，助消化

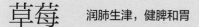

性味： 性凉，味甘、酸。

食法： 煎汤、生食、榨汁。

营养成分： 含柠檬酸、苹果酸、琥珀酸、糖类、果胶、维生素C等成分。

功效解读： 用于治疗胃阴不足、口渴心烦、消化不良、胃气不和、恶心呕逆等。

草莓　润肺生津，健脾和胃

性味： 性凉，味甘、酸。

食法： 煎汤、生食、榨汁。

营养成分： 含果糖、蔗糖、葡萄糖、氨基酸、柠檬酸、苹果酸、胡萝卜素、各种维生素及钙、磷、钾等成分。

功效解读： 用于治疗干咳、烦渴、咽喉灼痛、小便短涩、久病体虚、营养不良以及多种皮肤疮疖等。

柚子　生津止渴，助消化

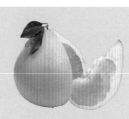

性味： 性寒，味甘、酸。

食法： 生食、榨汁。

营养成分： 含糖、维生素C、柠檬酸、钾、钙、磷等。

功效解读： 用于治疗胃阴不足、咽干口渴、小便不利、消化不良等。

二、儿童对症饮食调理

1. 健脾开胃食疗方

※补气为主，健脾开胃食疗方常用食材

·太子参　·白术　·淮山　·芡实

注意事项：

（1）健脾开胃食疗方建议3周岁以上宝宝用。

（2）进食健脾开胃食疗方的前提是孩子的身体状态较佳，没有病痛，精神好，胃口好，消化好。家长可以通过宝宝的睡眠、舌苔、口气、大便判断其消化情况。

（3）挑选以下任意一款食疗方来健脾即可。

（4）不建议给3周岁以下宝宝食用，因其肠胃功能尚未成熟，奶粉、菜泥等食物才是最适合他们年龄段的主食。如果家长觉得宝宝的体质佳，消化能力强也可以适当喂给，但每次最多20 mL，且不能天天喝。

●淮山扁豆红枣粥

原料：干淮山30 g、炒扁豆30 g、红枣（去核）15 g、粳米 50 g。

做法：①将所有食材清洗干净；②将干淮山、炒扁豆、粳米放入锅中，加水后用慢火煲成烂稀粥；③出锅前10～15分钟放入红枣；④盛出后稍微放凉即可食用。

用量：每周1～2次。

注意事项：该粥品偏温补，适合3岁以上的孩子，家长需在孩子脾胃状况较佳时熬煮。

●白术芡实瘦肉汤

原料：白术15 g，芡实10 g，瘦肉100 g。

做法：①将所有食材清洗干净，放入锅中；②加1 000 mL左右的清水，文火煲约1小时后关火。

用量：每次120～150 mL，10天内可服5次，为一个疗程。

注意事项：不必每天连续喝，间隔一天效果更佳。

●花生仁粥

原料：花生仁15 g，粳米50 g，黄糖适量。

做法：①将花生仁、粳米洗净；②将所有食材放入锅中，加水后文火煲约1小时后关火。

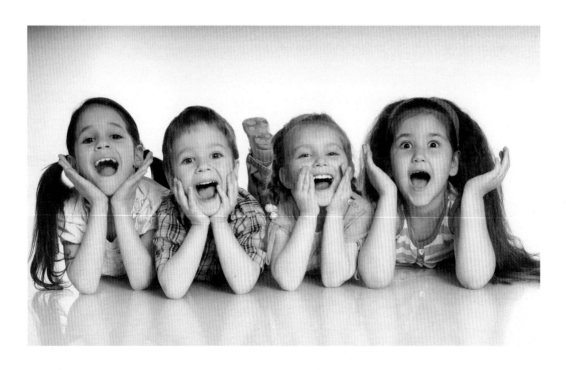

用量：每周1～2次。

注意事项：①粥的浓稠度可按照孩子个人喜好来；②天气干燥时也可以适当添加百合、干淮山等，风味和调理效果更好；③花生，归脾、肺经，有健脾养胃、润肺化痰、益气养血的功效，服用后能提升人体中焦脾土，滋阴养血，但不必每天连续喝，否则过于补益，家长也需在孩子脾胃状况较佳时熬煮。

2. 助消化后仍反复积食的食疗方

在控制饮食，也用了助消化的药物和食疗后仍有积食的表现，比如舌苔还是很厚、口气重、睡眠不佳、大便不顺畅或带有未消化的食物残渣等，就需要用到下面有助于调理脾胃湿滞的食疗方——白术佛手汤。药材采用了健脾益气的白术、理气养胃的佛手、健脾祛湿的土茯苓、行气祛湿的陈皮，熬煮的汤水滋而不腻、补而不燥，尤其适合常年积食的孩子。

●白术佛手汤

原料：白术10 g、佛手6 g、土茯苓15 g、陈皮2 g、瘦肉80～100 g。

做法：①将所有食材清洗干净后放入锅中；②加入500 mL左右清水，慢火熬煮至约剩100 mL汤水，盛出稍微放凉即可食用。

用量：每周1～2次，每次100 mL，不积食、不生病时服用。

注意事项：该汤品比较适用于3岁以上的孩子，1～3岁可以喝汤但不要吃肉渣，1岁以内请在医生指导下服用。

●炒三仙

原料：谷芽10 g、麦芽10 g、山楂3 g。

做法：①分别给谷芽、麦芽除去杂质；②将谷芽、麦芽和山楂三种原料分别置锅内微炒至黄色，取出放凉；③汤锅内加入500 mL清水，放入炒过的药材，慢火熬煮至约剩

50~80 mL即可。

用量：熬煮出来的汤水可以在一天内分多次饮完，该汤方选用药性温和的药材，适合任何年龄段的孩子。

注意事项：该疗方是在做了饮食控制后孩子仍然出现积食症状后服用的，注意不能天天喝，当孩子出现积食时服用1~3天即可。

3. 大便秘结食疗方

临床中也有很多孩子出现大便秘结的情况，这与中焦脾土受损有密切的关系。针对这种情况可以选用下面的食疗方。

●气阴两虚、大便秘结：白术花生大枣糖水

原料：白术10 g、花生20 g、去核红枣3枚、冰糖5 g。

做法：①分别将白术、花生、红枣用水清洗干净；②取锅加入约800 mL清水，放入白术、花生和红枣，慢火煮至稀烂时（约100 mL）放入冰糖；③待冰糖溶化后即可关火。

用量：每次喝50~100 mL，不必每天食用，可隔天吃一次。

功效解读：所用食材白术、花生、红枣均具有健脾、益气、养血的功效。

注意事项：该糖水适用于气阴两虚、大便秘结的病症，具体表现有大便先干后稀，甚至干裂出血、大便呈黄色或绿色、大便酸臭味不大、脸部气血不佳、出现地图舌或舌苔厚舌质淡、易出汗和容易感冒等。

●肠道干燥、大便秘结：糯米花生粥

原料：糯米50 g、花生约20粒。

做法：①将花生捣碎，可根据个人喜好去皮或不去皮；②糯米清洗干净；③取锅放入食材，加1 500~2 000 mL清水，慢火煮至稀烂即可。

用量：每周吃2次。

功效解读：糯米黏腻润燥，花生健脾益气，该粥品温润、味美。

注意事项：该粥品适用于肠燥大便秘结的病症，具体表现为舌质偏淡、舌体肥胖、大便比较干等。在食用糯米花生粥时也可以服用四磨汤口服液或藿香正气口服液以加强行气理气的作用，这样能更好地缓解肠道干燥引起的大便秘结。若孩子体质寒湿、湿热等则不适宜食用。

●大肠燥热、大便秘结：凉瓜猪骨汤

原料：凉瓜（苦瓜）适量、猪骨头适量。

做法：①将凉瓜洗净，切开去籽再切成块；②将猪骨头洗净；③将食材煲至烂熟后关火。

用量：可用1~3天，每天1次，每次50~100 mL。

功效解读：凉瓜苦寒清热，搭配猪骨头能起到清肠通便的作用。

· 许 医 生 经 验 谈 ·

不会区分便秘类型时应如何进行食疗：

3周岁以内的孩子出现便秘情况时大多是肠道动力不足或气阴两虚引发的，一般会出现排便时前面干结、后面较稀烂的情况，较适合使用白术花生大枣糖水、糯米花生粥这两款食疗方；凉瓜猪骨汤则更适合3周岁以上的小孩食用，此时出现大便秘结多数与大肠燥热有关。

4. 烦躁不安食疗方

●**消化不良烦躁不安：二芽汤**

原料：3岁以上用谷芽10 g，麦芽10 g，杧果核10 g；1～3岁用谷芽8 g，麦芽8 g，杧果核10 g；1岁以下用谷芽5 g，麦芽5 g，杧果核5 g。

做法：①将食材洗净；②汤锅中加入1000 mL清水，放入食材，文火煮至300 mL左右。

用量：分多次服用，可连用3天。

功效解读：该汤品能消食导滞。中医认为"胃不和，卧不安"，汤品中杧果核能够健胃、健脾、行气、缓解消化不良。孩子因进食过量（消化不良）引起睡觉不安稳，脾气较大时食用。

●**肠道寄生虫烦躁不安：驱虫汤**

原料：槟榔5 g、使君子5 g、乌梅1个、瘦肉100 g。

做法：①将所有食材洗净；②汤锅中加入2 000 mL的清水，文火熬煮至500 mL后关火。

用量：连用3～5天，每天约2次，每次50 mL。

功效解读：该汤品可驱虫安神。槟榔与使君子可滑肠通便；乌梅生津养阴，涩肠止泄，一收一放，药效不会太猛，适合小孩子服用，而且汤水口感也好。

温馨提示：①不同年龄段的小

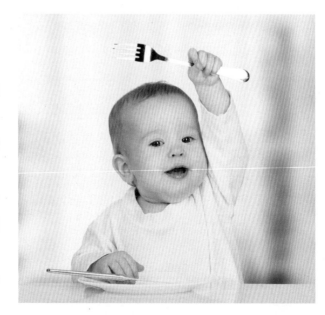

孩饮用驱虫汤的方法也不同。3岁以上，消化好的时候喝；1~3岁喝汤不吃肉渣；1岁以内在医生指导下使用。②饮用驱虫汤时，应避免饮食肥腻。③孩子肠道可能有寄生虫的表现包括睡觉磨牙、面部有白斑、经常肚子痛、眼白有虫点等。而且小孩常会说自己屁股痒，也会用手挠屁股。④晚上12点关灯后用手电筒照小孩的肛门口，如果有蛲虫的话，能看到线头一样的东西（白白、小小的）在肛门那儿蠕动，但不一定能看到。⑤除了中药食疗外，驱虫还可以采用西药，常见的西药驱虫药有宝塔糖（3岁以下小孩服用）、鹧鸪菜（3岁以下小孩服用）、史克肠虫清（3岁以上小孩服用）。

●过度兴奋、烦躁不安：灯芯花粥

原料：灯芯花5扎(0.5 g)、粳米50 g。

做法：①将食材洗净；②取锅放入灯芯花和粳米，加入清水，文火煮至稀烂即可。

功效解读：中医所说"心常有余"，就是指小儿发育迅速、心火易动的生理特点，此食疗方具有清心安神的功效，适用于白天过度兴奋而夜寐不宁的孩子。

温馨提示：①除了用灯芯花熬粥，也可以煮水。选用灯芯花5扎（0.5 g）、麦冬5 g，熬煮成清淡的汤水即可服用。②无论是灯芯花粥还是灯芯花水，较适合孩子心火偏盛时服用，1岁以上的小孩食用也要在消化好的时候，1岁以下的小孩请在医生指导下使用。

5. 防治佝偻病食疗方

佝偻病即维生素D缺乏性佝偻病，是由于婴幼儿、儿童、青少年体内维生素D不足，引起钙、磷代谢紊乱，产生的一种以骨骼病变为特征的全身、慢性、营养性疾病。

●胡萝卜猪肝排骨汤面

原料：猪排骨250 g，猪肝20 g，胡萝卜20 g，菜心20 g，面条50 g，盐、食用油各适量。

做法：①猪肝洗净后剁成泥；②胡萝卜、菜心洗净后切碎；③猪排骨洗净后切块，锅中加入清水，放入猪排骨熬汤，煮沸后清理掉浮起泡沫，再用文火煮1小时后捞出猪排骨；④炒锅放油，分别将猪肝泥、胡萝卜碎、菜心碎微微炒熟，再放入汤中；⑤汤烧开后放入面条，煮熟，调入盐，拌匀即可。

用量：可隔天一次，不宜连续服用。

注意事项：佝偻病的防治食疗方主要适合学龄前阶段或学龄阶段的孩子使用。该汤面食材较多，适用3岁以上的孩子，且要在孩子消化好的时候用。

●盐炒核桃

原料：核桃仁适量，粗盐适量。

做法：①将粗盐放入锅中，用武火炒热；②加入核桃仁，不断翻炒至熟，盛出；③挑拣出核桃仁装入瓶中，食用时取出即可。

用量：每次5 g，每天1~2次。

功效解读：核桃可固肾健脑，补充维生素A、维生素D，是防治佝偻病的有益食材。

温馨提示：3岁以上的孩子需在消化好的时候才服用，3岁以下的孩子服用需磨成细粉状，每次2 g。

6. 防治视力减退食疗方

中医认为，肝开窍于目，孩子的视力有异常与肝经相关，但最根本还是脾土不足。想要帮助孩子防治视力减退，不妨试试下面两个食疗方。

●菠菜羊肝汤

原料：新鲜菠菜100 g、羊肝100 g、盐适量。

做法：①菠菜洗净后切段，焯水；②羊肝洗净后切片，取锅加入750 mL清水煮沸，放入羊肝稍煮片刻，再加入菠菜段煮至熟；③调入盐拌匀即可。

用量：分多次服用。

功效解读：羊肝富含维生素A和铁，菠菜含有丰富的微量元素，该汤品有利于防治视力减退。

温馨提示：视力减退问题通常发生在学龄期儿童身上，因此该年龄段的孩子最适合服用这款汤品；3岁以上孩子在身体的消化功能较好时也可以喝，可连同汤汁、肉渣菜渣食用；1~3岁的孩子喝汤不吃肉渣；1岁以内的孩子需在医生指导下服用。

●冬虫夏草炖鸡汤

原料：冬虫夏草3~5条、鸡肉100~150 g、盐适量。

做法：①将鸡肉洗净后切块；②将冬虫夏草洗净后与鸡肉块放入炖盅内，加入清水，隔水慢火炖2小时左右；③出锅前调入盐即可。

注意事项：冬虫夏草气阴双补、滋而不腻，鸡肉也是较为补益的食材，所以由此熬制的冬虫夏草炖鸡汤更适合在孩子身体状态较佳时服用。3岁以上的孩子，消化好时可喝汤、吃肉渣；3岁以内的孩子需在医生指导下使用。

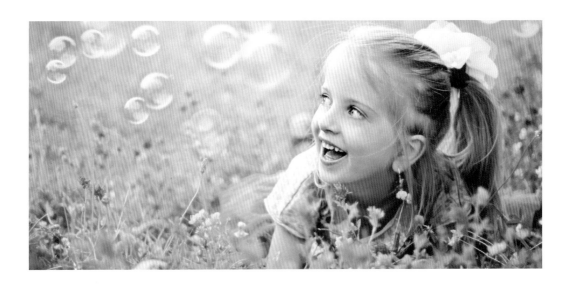

7. 防治铅中毒食疗方

铅对神经系统、造血系统等都有不同程度的危害，如使人记忆力减退，反应变迟钝，容易出现疲劳，阻碍钙、铁、锌等元素的吸收，使机体对毒素的易感性增加，抵抗力严重下降。

推荐下面3道食疗方。

●蒜泥海带粥

原料：大米50 g、海带15 g、大蒜2瓣。

做法：①海带洗净后切碎；②大蒜洗净后捣碎成泥；③大米洗净后与海带一同放入锅中，加入清水煮成稀粥；④调入蒜泥，稍煮片刻即可。

用量：每天2~3次，每次小半碗。

功效讲解：大蒜偏温性，也能清理肠道细菌；食用海带还能防止碘缺乏，所以该粥品对孩子的身体益处多多。

温馨提示：1岁以上的孩子在消化好时食用；1岁以内的孩子需在医生指导下使用。

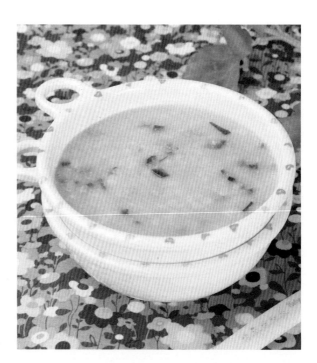

●昆布海藻汤

原料：昆布10 g、海藻10 g、陈皮1 g（去腥味）、红糖适量。

做法：①将昆布、海藻、陈皮洗净；②将食材放入锅中，加入适量清水，熬煮成汤水即可。

功效解读：除了能防治铅中毒，昆布海藻汤还具有消除浅表淋巴结的功效。

温馨提示：3岁以上的孩子在消化好时食用；3岁以内的孩子需在医生指导下使用。

●甘草绿豆茯苓汤

原料：甘草5 g、绿豆30 g、土茯苓15 g（3岁以内土茯苓5 g）。

做法：①将甘草、土茯苓煎水取汁；②将绿豆与汁液熬制至软烂即可。

用量：可分次连服5天。

注意事项：孩子本身为虚寒体质，绿豆性凉，所以食用应视身体情况而定。该汤品可作为蒜泥海带粥、昆布海藻汤的替补品，偶尔食用可丰富孩子的饮食餐单。

8. 补钙的常见食材

食物	分量	含钙量（mg）
牛奶	250 mL	300
海带	25 g	300
虾皮	25 g	300
豆浆	500 g	120
豆腐	150 g	500

温馨提示：

（1）每天钙的补充量在300~500 mg即可。

（2）豆制品含钙丰富，但偏凉性，而且一般以黄豆为原材料，淀粉含量较高，不好消化，应视孩子消化情况选择是否食用，孩子以气虚质为主，豆制品也不宜过量食用。

（3）很多家长知道动物骨头含钙高，但是却不清楚其钙质很难溶于水，直接熬汤时人体能吸收的量就很少。因此熬汤时可以先将骨头敲碎，加醋后用文火慢煮，以提高钙的释放量。

（4）含钙较高的还有一些蔬菜和水果，如油菜、芫荽、芹菜、苹果等。

9. 补锌的常见食材

食物	分量（g）	含锌量（mg）
牡蛎	100	9.39
瘦牛肉	100	3.71
瘦猪肉	100	2.99
瘦羊肉	100	6.06
牛奶	100	0.42

温馨提示：

（1）锌能增强人体的抵抗力，促进孩子的生长发育，饮食中应适量补充。

（2）除了以上食材，常见的麦芽、鱼肉、动物肝脏、芝麻、核桃、花生、南瓜、茄子、紫菜等都是很好的补锌食材。

（3）家长可以根据孩子的喜好、食材消化的难易程度等，在其饮食中适当补充合适的食材。

（4）有些家长会疑惑，为什么给孩子食用了这些补益食材后还是没有效果，孩子依旧营养缺乏。此时家长一定要明确知道，营养的补充应在消化吸收能力较好的基础上进行，否则营养元素的补充不能被真正吸收并发挥作用，所以先提升脾胃功能很重要。

10. 补铁的常见食材

铁是红细胞成熟过程中合成血红蛋白必不可少的原料。营养性贫血是指因缺乏造血所必需的营养物质，如铁、叶酸、维生素D等，使血红蛋白的形成或红细胞的生成不足，以致造血功能低下的一种疾病。多发于6个月至2岁的婴幼儿。中医学把本病归属"虚劳""血虚"等范畴。认为血液来源于脾，根本在肾并涉及心、肝两脏。如果脾胃虚弱，不能运化水谷精微，气血生化之源不足，就会产生贫血。因缺铁造成的免疫力下降、代谢紊乱会影响孩子的生长发育，家长要高度重视。

容易出现贫血、经常哭闹、易激惹、注意力不集中等都是缺铁的表现，家长在日常生活中应留心观察，及时发现孩子身体可能存在的异常情况。

食物	分量（g）	含铁量（mg）
猪肝	100	22.6
瘦肉	100	3
猪血	100	8.7
鸡蛋（尤其是蛋黄）	100	2

温馨提示：

①补铁常见食物还有新鲜连根菠菜、糯米、红枣等。

②与直接补充铁剂相比，通过食疗来补充铁元素吸收效果更佳。在日常的烹饪中，家长可以适当选用上述食材，无论是给孩子炒菜还是熬汤、煮粥等都能起到很好的补益效果。

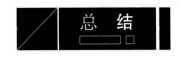

总　结

从小调理，健脾三部曲

掌握安全又有效的健脾方法，宝宝自然能够健康成长！

第一步：改善消化，避免积食

对于脾虚的宝宝，家长一定要根据其当天的消化情况来调整饮食。留心观察宝宝当天的便便状态，如果情况不太好，比如明显有奶瓣、鼻涕样便、水便分离或者是便秘等，那么当天的奶量就要减少，少吃多餐。

错误示范：孩子平时一餐可以喝100 mL的，今天才喝了80 mL，应想尽办法让孩子多吃一些，比如半夜孩子睡着了，迷迷糊糊再灌一瓶奶。

医生点评：孩子没胃口，很可能是脾胃已经很累了，如果再强迫孩子进食则明显会增加其脾胃负担，这是火上浇油的做法，就好比过负了的机器运转艰难。

正确示范：孩子的消化情况不好时家长不要过度紧张，适当给孩子减少一些奶量或者饭量，也可以给孩子喝三星汤，这样能够提升消化能力。三星汤很温和，新生儿也能喝，家长可以放心给孩子饮用。

第二步：消化能力提升后可适量补充健脾汤水

对于经常便秘、山根有青筋、"气池"青紫的孩子，适度给孩子食疗健脾是很好的。

●健脾食疗方

健脾养胃汤

原料：白术15 g、陈皮1 g、干淮山10 g、太子参5 g、谷芽5 g。

做法：煲汤或煎水服用。

用量：一周1～2次。

注意事项：在孩子消化好的时候饮用。

白术佛手汤

材料：白术10 g、佛手6 g、土茯苓15 g、瘦肉80～100 g、陈皮2 g。

做法：煲汤或煎水服用。

用量：一周1～2次。

注意事项：在孩子消化好的时候饮用。

喂食要点：在调理脾脏的起步阶段，建议脾虚的孩子只喝汤不吃汤渣。若孩子的实际消化情况良好，那吃点肉是没有问题的；但如果消化能力一般，家长就要注意把渣和油腻去掉。喝健脾汤对改善孩子的体质是非常有帮助的，但也不要连续喝，更不能每天喝，毕竟孩子身体的内部系统承受能力还是十分有限的。

第三步：给孩子做健脾的小儿推拿

半岁内还没有添加辅食的孩子，做小儿推拿更安全，一般做5天，休息2天，再接着做5天。

健脾消积的小儿推拿：

- ·清胃经300下
- ·顺运内八卦200下
- ·揉按小天心200下
- ·揉足三里200下
- ·顺逆摩腹各200下

- ·补脾经300下
- ·清肝经200下
- ·掐合谷50下
- ·捏脊5次

清胃经

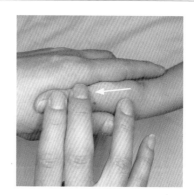

标准定位：胃经在大鱼际桡侧边白肉际从掌根至拇指根部。

推拿方法：用推法，自食中二指螺纹面或拇指螺纹面，从掌根推至拇指根部。

作用功效：健脾和胃，降逆消积，清中焦湿热。

适应证：烦渴喜饮、便秘、呕吐、腹胀等。

类比中药：茯苓、土茯苓、柿蒂、苍术。

补脾经

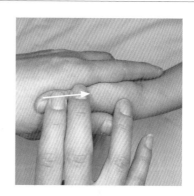

标准定位：脾经在拇指桡侧缘，或是拇指螺纹面。

推拿方法：循拇指桡侧缘由指尖向指根方向直推为补法。

作用功效：健脾胃，补气血，化痰。

适应证：体质虚弱、消化不良、疳积、消瘦、恶心呕吐、腹泻、便秘、痢疾、黄疸、咳嗽等。

类比中药：淮山、白术。

顺运内八卦

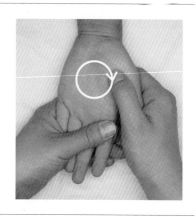

推拿方法：内八卦在手掌面，以手掌心为圆心，从圆心至中指根横纹，这段距离里面的 2/3 和外面 1/3 的交接处作为半径来围绕着整个手掌心做圆周，顺时针方向为顺运内八卦。

作用功效：治疗咳嗽痰喘、腹胀呕吐。

适应证：气闷、疳积、消化不良、腹胀、呕吐、喘咳等。

类比中药：藿香、半夏。

清肝经

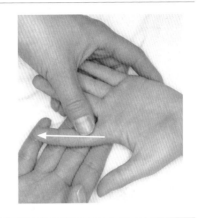

标准定位： 肝经在食指末节螺纹面。

推拿方法： 用推法，从食指根推向指尖，称为清肝经。

作用功效： 平肝泻火，息风止痉。

适应证： 目赤、惊风、抽搐、烦躁不安、口苦咽干、头痛、头晕等。

类比中药： 白芍、柴胡。

揉按小天心

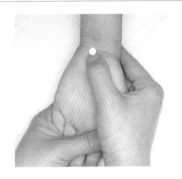

标准定位： 小天心在手掌的掌面大小鱼际交界处的凹陷。

推拿方法： 用食指或中指的指端来揉按，称为揉按小天心。

作用功效： 清热镇惊，利尿透疹。

适应证： 睡卧不宁、抽搐、目赤疼痛、夜啼，遗尿等。

类比中药： 淡竹叶、莲子。

掐合谷

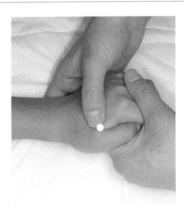

标准定位： 合谷在手背虎口歧骨间陷中（即位于手背第1、第2掌骨间，当第2掌骨桡侧的中点处）。

推拿方法： 以右手的食指、中指固定患儿腕部，然后以拇指甲重掐之，继以揉之。

作用功效： 清热、通络、止痛。

适应证： 头痛、项强、身热无汗、鼻衄、喉痛、口噤不开、积食不化、口疮、面肿等。

揉足三里

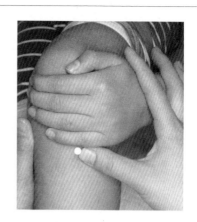

标准定位：足三里在外膝眼下三寸，孩子四个横指的宽度就是孩子的三寸，离胫骨前缘一横指处就是足三里了。

推拿方法：用拇指或食指按揉就称为揉足三里。

作用功效：健脾和胃，强身健体。

适应证：腹胀、腹痛、便秘、腹泻、呕吐、脾胃虚弱、疳积、抵抗力弱等。

类比中药：党参、黄芪、白术。

捏脊

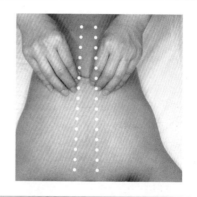

标准定位：脊柱是腰背部正中间，从颈部的大椎穴到下腰底部的长强穴，两个穴位的连线呈一条直线，就是脊柱。

推拿方法：自下而上做捏提，"捏三提一"的手法称为捏脊。

作用功效：调和阴阳，理气血，增强体质，清热退烧。

适应证：哮喘、遗尿、营养不良、发育迟缓、新生儿黄疸、新生儿肠痉挛、疳积、腹泻、腹痛、发热等病症。

顺逆摩腹

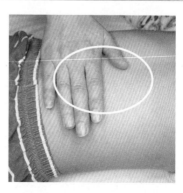

标准定位：腹是指脐周大腹部。

推拿方法：用掌或四指摩脐周大腹部，称为摩腹，可顺时针，也可逆时针。

作用功效：调节五脏六腑，促进消化吸收，调节二便。

适应证：便秘、腹泻、腹胀、腹痛、积食等消化系统疾病。

孩子处于健康状态时，家长也要有意识地顾护脾胃，适当健脾。尽量在6岁上学之前把孩子的脾气养足，孩子的体质就会比较好，抵抗力也会好，孩子面临学习和竞争就会从容很多。要真正赢在起跑线，除了孩子智力，更重要的是孩子的健康基础。

●推拿手法

单一手法：按、摩、掐、压、运、揉、拿、捣、滚、捻、提、搓、摇、拍，共14种。

复式手法：摇斗肘法、凤凰展翅、二龙戏珠、打马过天河、黄蜂入洞、飞经走气、苍龙摆尾、赤凤点头、水底捞月、按弦走搓摩、猿猴摘果、揉脐及龟尾并擦七节骨法、按肩井，即孙重三林氏十三大手法。

六大常用手法：

摩法

以指面或掌面附着于一定部位或穴位上，以腕关节连同前臂做顺时针或逆时针方向环形移动摩擦。

动作要领： 轨迹要圆；贴紧皮肤，不可拖擦；力度和速度要均匀。

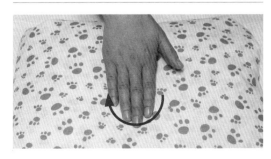

捏法

用拇指桡侧缘顶住皮肤，食指、中指前按，三指同时用力提拿皮肤，双手交替捻动向前；食指屈曲，用食指中节桡侧顶住皮肤，拇指前按，两指同时用力提拿皮肤双手交替捻动向前。

动作要领： 方向从下到上，从龟尾到大椎；力度适当；捻动向前时，双手交替不间断，直线不歪斜，不可带拧转动作；"捏三提一"法。

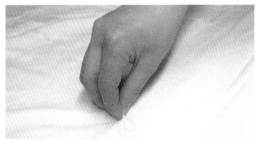

推法 ／ **沿一定方向推动。**

1. 直推法：以拇指桡侧、指面或食、中二指指面在穴位上做直线推动。

2. 分推法：用两手拇指桡侧、指面或食、中二指指面自穴位中央向两旁分向推动。

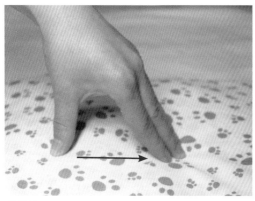

直推法

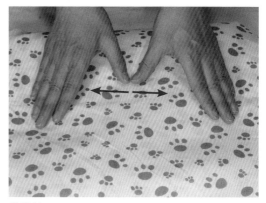

分推法

揉法

以中指或拇指指端、掌根或大鱼际吸定于一定部位或穴位上，以腕关节回旋活动，或以腕关节和掌指关节活动为主，带动前臂做顺时针或逆时针方向的旋转揉动。

动作要领：指下吸定，不得移动。

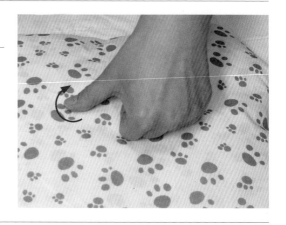

运法

以拇指或中指指端在一定穴位上由此往彼做弧形或环形推动。

动作要领：不要中断、停止或突然转折；宜轻不宜重，宜缓不宜急；频率大约为每分钟80 ~ 120次。

捣法

可用屈曲中指端或食指、中指二指屈曲的指间关节击打。

动作要领：瞬间作用，快落快起；部位固定，穴位准确，用力均匀。

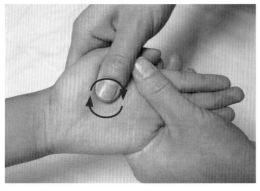

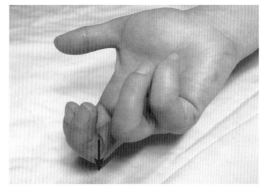

●补泻手法

总则：向心为补，离心为泻，来回推为清。

力度、速度：轻、缓为补；重、急为泻。

方向：下推、旋推、逆时针推为补；顺时针推为泻。

例子：

大肠经——五经穴：食指桡侧面

从指尖往指根推：补法

从指根往指尖推：泻法

来回推：平补平泻法、清法

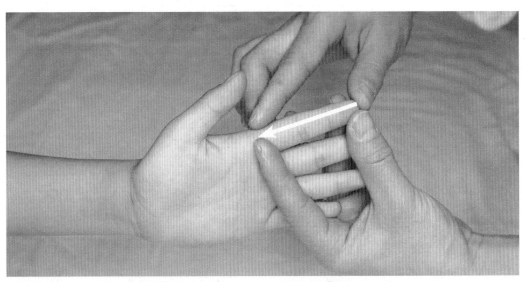

补法

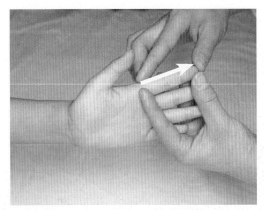

泻法

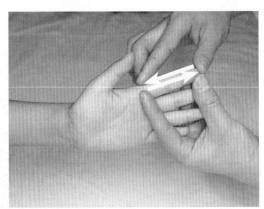

平补平泻法、清法